10岁以下、30~40岁人群重点关注

从发现到康复

101个烟雾病知识

赵继宗 主编

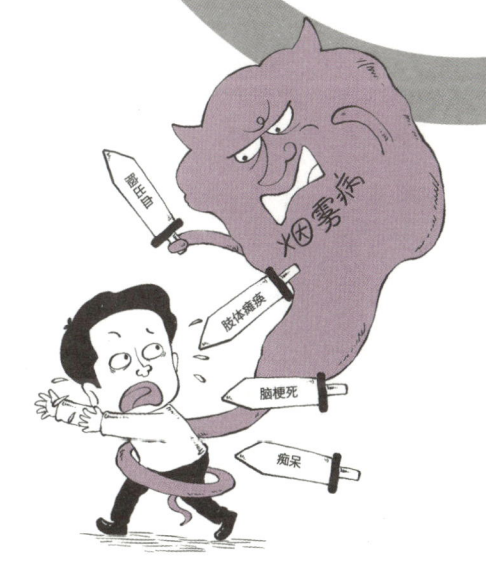

金盾出版社
JINDUN PUBLISHING HOUSE

图书在版编目（CIP）数据

从发现到康复：101个烟雾病知识 / 赵继宗等主编.
北京：金盾出版社，2024.12. -- ISBN 978-7-5186
-1845-3

Ⅰ．R743

中国国家版本馆CIP数据核字第2024RB6644号

从发现到康复：101个烟雾病知识

CONG FAXIAN DAO KANGFU
101GE YANWUBING ZHISHI

赵继宗　　主编

出版发行：金盾出版社	开　本：880mm×1230mm　1/32
地　　址：北京市丰台区晓月中路29号	印　张：6.25
邮政编码：100165	字　数：85千字
电　　话：（010）68276683	版　次：2025年1月第1版
（010）68214039	印　次：2025年1月第1次印刷
印刷装订：河北文盛印刷有限公司	印　数：1～6 000册
经　　销：新华书店	定　价：58.00元

（凡购买金盾出版社的图书，如有缺页、倒页、脱页者，本社发行部负责调换）

版权所有　侵权必究

本书提供的所有信息仅供读者参考，不能代替专业医疗意见。如有疑虑或症状持续，请及时就医。

主 编

赵继宗

- 中国科学院院士
- 香港外科医学院荣誉院士
- 神经外科学专家
- 国家神经系统疾病临床医学研究中心主任
- 北京脑科学与类脑研究中心专家委员会副主任
- 首都医科大学神经外科学院院长
- 首都医科大学附属北京天坛医院神经外科教授、主任医师

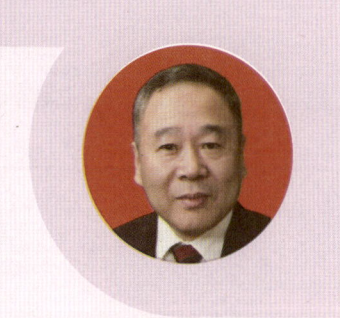

长期从事神经外科学临床和基础研究，主持国家"九五"至"十二五"脑血管病外科治疗攻关（支撑）项目，推广脑出血规范化微创手术技术，在全国普及烟雾病诊断和外科治疗。2018 年获国家自然科学基金委重大专项"脊髓损伤康复"，在国内率先建立具有国际先进水平的微创神经外科技术平台，将神经外科手术从脑结构性保护推向脑功能保护新高，使我国神经外科进入国际先进行列。任世界神经外科联盟执委后，带领中国神经外科走上国际舞台。2018 年获吴阶平医学奖，获国家和省部级科技进步奖 12 项，其中国家科技进步奖二等奖 3 项，北京市科学技术进步奖和中华医学会科学进步奖一等奖各 1 项。

副主编

王 硕
- 主任医师,教授,博士生导师
- 国家神经系统疾病临床医学研究中心 PI（主要研究者）
- 英国皇家医学会外籍会员
- 中华医学会神经外科学分会主任委员
- 中国卒中学会脑血管病外科分会主任委员
- 首都医科大学神经外科学院副院长
- 世界神经外科联盟（WFNS）中国执行委员

张 岩
- 主任医师,教授,博士生导师
- 纽约医学院访问学者
- 北京神经科学学会脑心共患病专业委员会主任委员
- 中国老年医学学会急诊分会常务委员
- 首都医科大学附属北京天坛医院神经外科脑血管病 2 病区主任

张 谦
- 主任医师，教授，博士生导师
- 第六届北京优秀医师
- 首都医科大学附属北京天坛医院神经外科脑血管病2病区副主任

叶 迅
- 主任医师，副教授，硕士研究生导师
- 北京医学会介入学分会复合手术学组委员
- 中国卒中学会复合介入神经外科分会委员
- 首都医科大学附属北京天坛医院神经外科脑血管病2病区医师

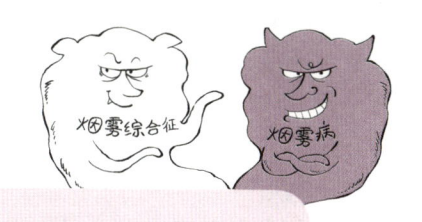

赵雅慧
- 主治医师，博士研究生
- 首都医科大学附属北京天坛医院神经外科脑血管病2病区医师

编著者名单

(按姓氏音序排列)

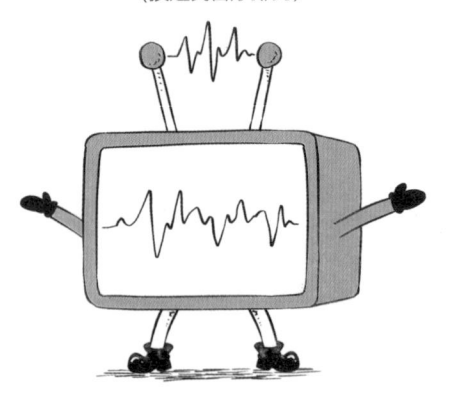

曹 勇	陈晓霖	陈 怡	葛培聪	李 昊
李俊昇	李文杰	刘 鹏	刘兴炬	王培炯
王 嵘	押小龙	尹子晗	于 洮	袁巧玲
苑可欣	张 东	张启航	赵东红	赵 萌
赵元立	朱宸宇	朱 桓		

前　言

烟雾病（Moyamoya disease，简称MMD）亦称脑底异常血管网病，是一种病因不明、以双侧颈内动脉末端及大脑前动脉、大脑中动脉起始部慢性进行性狭窄或闭塞为特征，并继发颅底异常血管网形成的脑血管疾病。"烟雾病"的概念由日本医师Jiro Suzuki和Akira Takaku在1969年首次提出，至今已逾半个世纪。该病引起颅内动脉逐渐狭窄闭塞，并形成代偿性血管网，在脑血管造影上形似一团烟雾，故而得名。烟雾病患者主要为中青年与儿童，是中青年脑卒中的主要原因之一，且具有较高的致残率、致死率，给患者、家庭以及社会都带来了沉重负担。

烟雾病病因至今尚未明确。烟雾病可导致患者反复发作缺血性或出血性脑卒中，临床表现轻重不一，重者可危及生命。可喜的是，近年来在众多科学家和医学工作者的不懈努力下，对烟雾病的认识不断深化，治疗方法也逐步规范，烟雾病患者早期就可以得到准确的诊断和及时治疗，并取得满意的治疗效果。

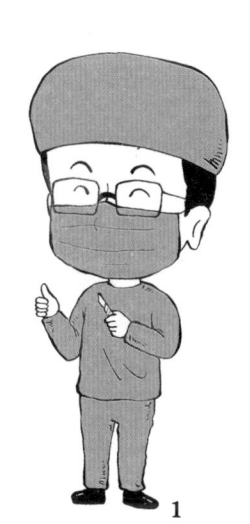

烟雾病在东亚国家的发病率较高，中国、日本、韩国为烟雾病高发地区，我国河南、江西等省市多见。近年来，随着诊疗技术的普及与提高，烟雾病的诊断率逐渐增高。因此，向大众普及烟雾病的相关知识，帮助大家提高对烟雾病的认识，对防治烟雾病有重要意义。

为了便于更多的人了解烟雾病的知识，首都医科大学附属北京天坛医院近30位医护工作者及研究生，基于40余年丰富的临床经验，编写了《从发现到康复：101个烟雾病知识》。本书以临床工作中患者常提出的问题为基础，并配以通俗易懂的文字和插图，深入浅出地介绍了烟雾病的诊断、治疗及康复等方面的知识。

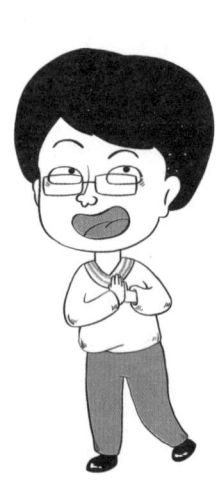

希望本书能让烟雾病患者、患者家属以及广大读者更加了解烟雾病，更好地与医师合作，使烟雾病患者及时得到合理诊治，尽快康复，回到正常的学习和工作岗位。

衷心感谢参加本书编写的文字和插图作者付出的辛勤劳作。同时，感谢出版社对本书顺利出版给予的大力支持！

赵继宗

2024年8月27日

目　录

第一章　抽丝剥茧，揭开烟雾病的神秘面纱

1. 烟雾病到底是什么病？　　4
2. 百果必有因，烟雾病的病因是什么？　　6
3. 烟雾病是突然发生的还是日积月累的结果？　　8
4. 啥，烟雾病竟然有地域歧视？　　9
5. 烟雾病专挑年轻人下手，是真的吗？　　10
6. 烟雾病会像浓眉大眼一样遗传吗？　　11
7. 烟雾病会逐渐加重吗？　　12
8. 烟雾病的伤害到底有多深？　　14
9. 烟雾病有良性和恶性之分吗？　　15
10. 烟雾综合征是很多烟雾病症状的组合吗？　　16

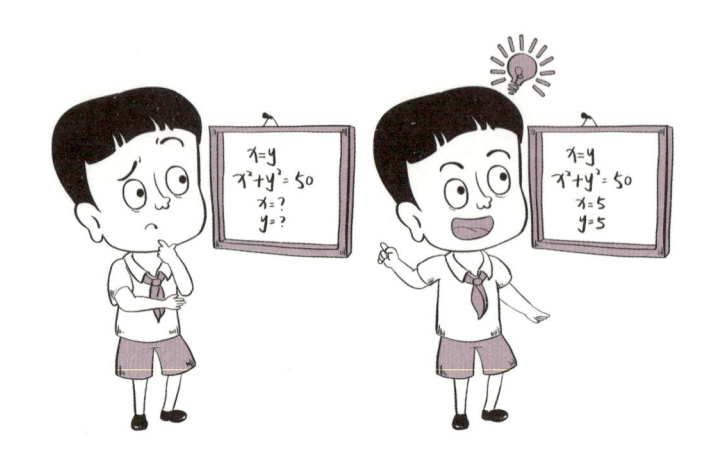

第二章　追踪烟雾病，一切病症都有迹可循

1. 中风的病因之一竟然是它？　　20

2. 大脑间歇性短路是种怎样的体验？　　22

3. 万万没想到，癫痫发作也有它的事　　24

4. 如果是这样的头疼、头晕，千万要警惕　　25

5. 小朋友不是在偷懒，有可能是病了　　27

6. 被烟雾病打趴下的认知功能　　28

7. 说不清、道不明也可能是烟雾病惹的祸　　30

8. 这样的视力问题可别当小事　　31

9. "烟雾血管"会蔓延全身吗？有点儿怕！　　32

第三章　走近烟雾病，从诊断到治疗

1. 怎么诊断才能把烟雾病看得更清晰？　　36

2. 感冒不吃药也会好，烟雾病可以吗？　　38

3. 治疗烟雾病也有"三十六计"？　　39

4. 能"动嘴"就不"动手"，只吃药可以吗？　　40

5. 烟雾病会复发吗？可以连根拔起吗？　　42

6. 脑梗死以后手就不会动了，手术能治好吗？　　44

7. "没有症状"的患者是不是可以高枕无忧了？　　45

8. 烟雾病患者如何应对疾病造成的疲劳和能量不足？　　46

9. 坚持不做手术的患者后来怎么样了？　　48

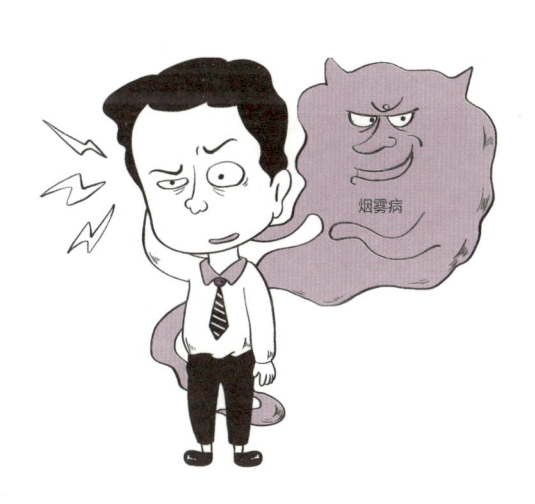

第四章 "雾"里求生，用手术去战斗

1. "搭桥""贴敷"，熟悉的配方　　　52

2. 直接搭桥手术，重建血运高速路　　54

3. 大脑血液的搬运工：间接血运重建手术　　55

4. 强强联手就是联合血运重建手术，记住了！　　56

5. 搭桥手术和贴敷手术的比拼　　58

6. 烟雾病手术一般需要多久？　　60

7. 听说现在流行微创治疗，烟雾病可以吗？　　61

8. 双侧烟雾病，手术可以"买一送一"吗？　　62

9. 不能做手术的患者，要怎么救？　　64

10. 得了烟雾病，每天手麻是小事吗？　　65

11. 当烟雾病遇到脑出血，手术需要怎么做？　　66

12. 当烟雾病遇到脑梗死，手术是否有问题　　68

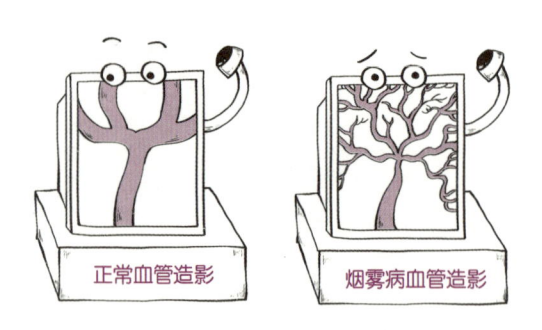

第五章 术前术后,打一场有准备的仗

1. 开颅手术,今天还很惊悚吗? 72
2. 机会留给有准备的人,做手术也要做准备 74
3. CT 和造影可以任选其一吗? 76
4. 脑血管造影会有什么不舒服吗? 78
5. 去年做过造影了,为什么手术前还要做? 80
6. 手术治疗烟雾病,有哪些危险 82
7. 手术一做,"烟雾"消失吗? 84
8. 怎么回事,昨天做了手术,今天手还是麻? 86
9. 手术恢复期,"发物"能吃吗? 88
10. 手术后,几天能恢复意识?几天能走路?几天能拆线?通通想知道 90
11. 术后的瘢痕有多大,可以让它隐身吗? 91
12. 经历过烟雾病手术的脑袋瓜要怎么呵护? 92
13. 复查就是反反复复查,多久查一次? 93
14. 手术之后,可以动,但不可以乱动 94
15. 手术遇到便秘怎么破? 96

5

第六章　急性发作有应对

1. 烟雾病患者中风预警看这里　　　　　100
2. 烟雾病和中风狭路相逢，先治谁？　　102
3. 急性康复期中风的后果有多严重，能做点儿什么？　103
4. 多喝热水不玩虚的，真管用　　　　　104
5. 患者"抽风"了，我该怎么办？　　　　105

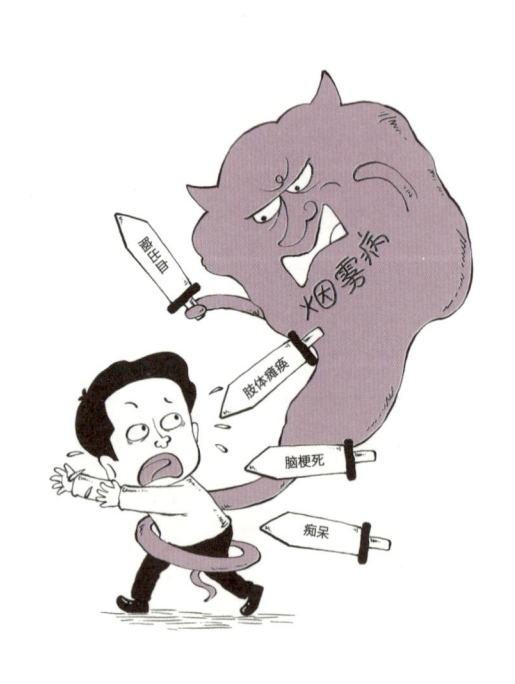

第七章　女性与儿童：这些问题不太冷

1. 来例假会导致烟雾病症状发作，是真的吗？　110

2. 得了烟雾病不敢生孩子，没必要！　111

3. 妊娠与生产是否会加重烟雾病发作的风险？　112

4. 怀孕期间可以检测胎儿是否患有烟雾病吗？　113

5. 父母亲有烟雾病，需要给宝宝做检查吗？　114

6. 儿童会患烟雾病吗？　115

7. 烟雾病会影响孩子发育吗？　116

8. 为什么间接血运重建术对儿童患者更友好？　118

9. 如果孩子得了烟雾病，可以保守治疗吗？　120

10. 烟雾病宝宝能上体育课吗？　121

11. 烟雾病儿童，长大后能够正常结婚生子吗？　122

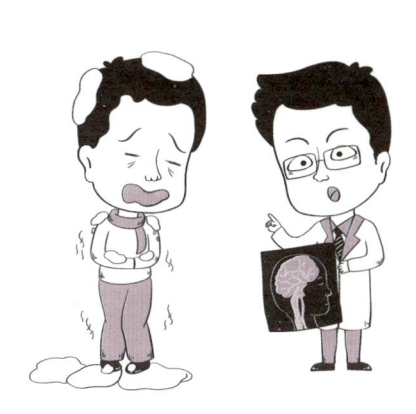

第八章 烟雾病保健小常识

1. 有没有灵丹妙药可以防止烟雾病发生? 126
2. 会有中风风险的行为请远离 127
3. 烟雾病患者可以吃火锅吗? 128
4. 冬天出门请用帽子武装头顶 130
5. 戒烟了,"烟雾脑"会好一点儿吗? 131
6. 改变生活方式可以让烟雾病走慢一点儿吗? 132
7. "烟雾"属性的我,要怎么管住嘴? 134
8. 血压日常监控请注意! 136
9. 烟雾病患者是否需要长期服药? 需要注意什么? 137
10. 去往高海拔地区会加重烟雾病吗? 138
11. 烟雾病防不胜防,它的并发症能防吗? 140
12. 这些有趣的康复治疗了解一下 142
13. 烟雾病患者是否可以通过锻炼改善病情? 144
14. 能为烟雾病患者的心理护航做些什么? 146
15. 烟雾病患者的守护者应该了解哪些知识? 147
16. 烟雾病患者需要特殊的辅助吗? 148

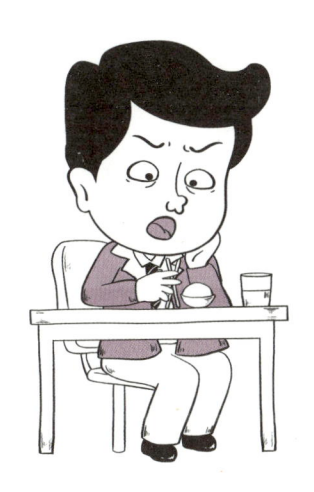

第九章　与众不同的"烟雾"人生

1. 烟雾病患者能否正常工作和学习？ 152

2. 烟雾病会不会影响寿命？ 154

3. 得了烟雾病，还能吹唢呐、弹钢琴吗？ 156

4. 得了烟雾病，还能跑马拉松吗？ 158

5. 哪些运动对烟雾病患者是安全的？ 160

6. 坐过山车，没必要这么勇 162

7. 烟雾病患者在日常生活中可能遇到的困难和挑战有哪些？如何克服？ 164

8. 想好好工作的烟雾病患者有哪些选择? 166

9. 烟雾病患者如何应对日常生活中的急性症状 168
或突发情况?

10. 烟雾病会导致记忆力减退吗? 170

11. 烟雾病会导致人格改变吗? 172

12. 烟雾病会导致抑郁或焦虑吗? 174

13. 烟雾病患者,能实现开车自由吗? 176

14. 确诊了烟雾病,还能"一醉方休"吗? 178

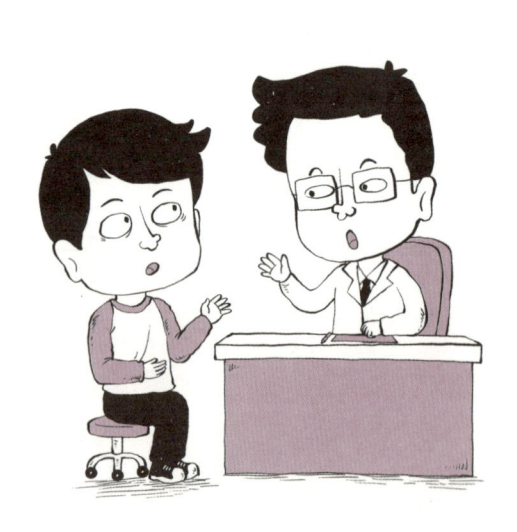

第一章

抽丝剥茧，揭开烟雾病的神秘面纱

在工作过程中，我们发现，许多神经外科的临床实习生在刚听到"烟雾病"三个字时也会陷入集体性茫然。这个名词像是从医学文献的夹缝中冒出来的，从未在他们的记忆中留下任何痕迹。提到"烟雾病"三个字，即使是一些"老医生"，也常常眉头打结。这层"烟雾"就像是一道无形的墙，挡住了他们的视线。而与医学毫不沾边儿的普通人，包括我们这些医生的亲戚朋友，也是无从了解这种疾病，更别谈如何预防了。因此，我们决定写一本科普小书，对这个曾经罕见的、神秘的脑血管病做一些通俗易懂的介绍，让更多人及早发现，及早治疗。

简单来说，烟雾病是一种脑血管病变，它曾

经是一种罕见的、鲜为人知的脑血管疾病。虽然我国属于烟雾病的高发国家，但多年来囿于检查技术、经济水平的限制，许多烟雾病患者患病多年，仍不知自己得了什么怪病，或者未经治疗，便悄无声息地死去了。随着近些年来的技术发展以及经济水平的提高，大家对于自己及亲属的健康更加重视，烟雾病的检出率越来越高。但是，大多数人听到"烟雾病"这个名字的时候，依然迷惑，以为是呼吸系统的疾病，甚至一些边远地区的神经科医生本身，对此了解得也不够深入。希望本章能够帮助烟雾病患者及亲属认识、了解这种疾病，让它不再神秘。

1 烟雾病到底是什么病？

烟雾病，到底是来自哪里的烟雾？和吸烟有关吗？是肺的问题吗？非也！

烟雾病，乍听起来，很容易让人想到"烟雾缭绕"这个词，让人误以为是吸入了自然界的粉尘烟雾而得的一种肺病。其实不然，这里的"烟雾"并不存在于自然环境，而是存在于人的大脑中，是不是很不可思议？大脑里怎么会有"烟雾"？实际上，烟雾病同我们熟悉的脑梗死、脑出血一样，都是脑血管疾病。在脑血管造影下，正常人的脑血管大动脉和分支动脉犹如一棵茂盛的大树，每根枝条都排列有序，清晰可见。但是烟雾病患者的脑血管则会出现主干道狭窄或闭塞的情况，此时，为了保证大脑血液和氧气供应，正常血管周围就会出现众多密集成团、相对脆弱的小血管来**代偿（就像车辆行驶时，大路堵塞严重，一些车会绕到小路上行驶）**。这些微小的血管看起来就像吸烟时吐出去的一团弥漫开的烟雾，因此被命名为"烟雾病"。

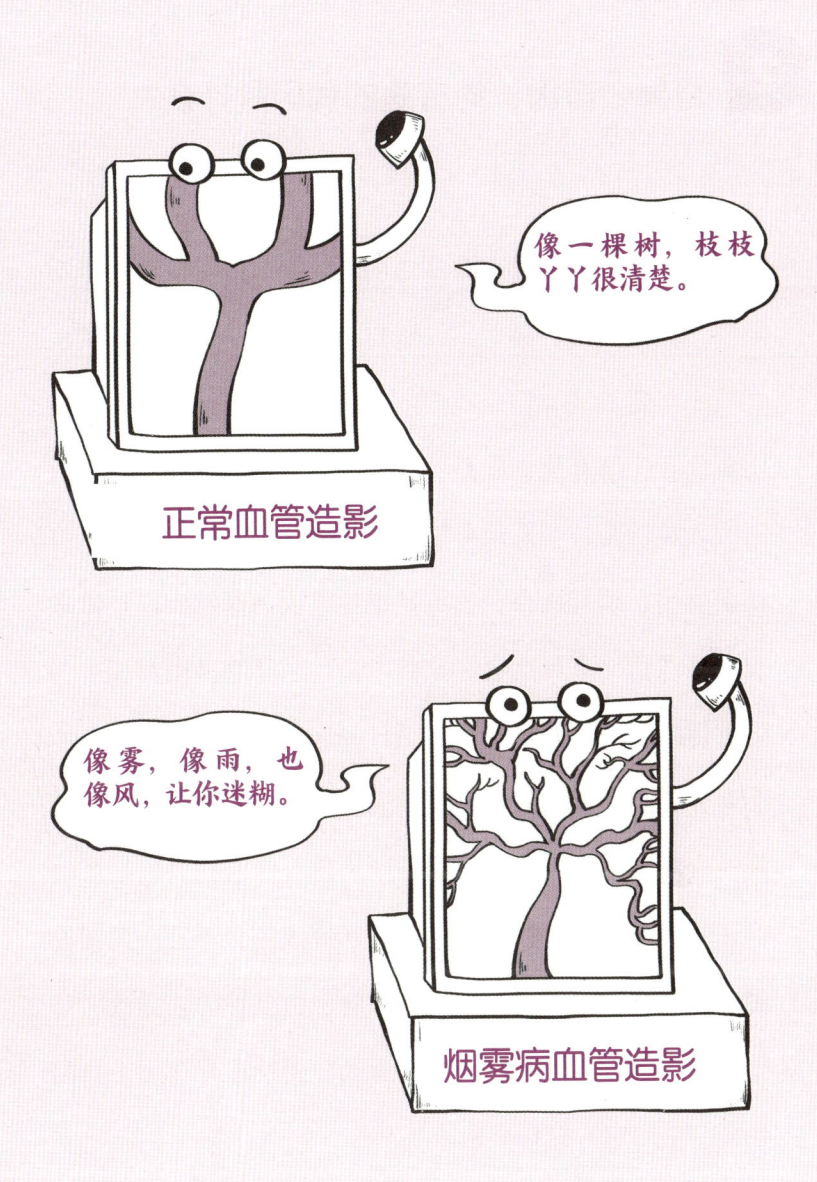

正常血管造影 VS 烟雾病血管造影

2 百果必有因,烟雾病的病因是什么?

烟雾病是一种很有自知之明的疾病。病如其名,烟雾笼罩,扑朔迷离,甚至不知道自己是怎样形成的。尽管医学技术飞速发展,但是我们依然没有彻底看清烟雾病的庐山真面目,烟雾病到底是什么原因导致的一直是一个谜。研究人员认为,烟雾病可能与遗传和环境因素有关。现有证据表明,烟雾病存在遗传易感性,因为烟雾病已经被发现在某些情况下可能会在家族中遗传,某些基因突变也与这种情况有关。但想要拨云见日,还需要更多地研究,才能充分了解遗传因素。不可不说的一点是,感染或自身免疫性疾病等环境因素也可能推波助澜,但它们的确切影响仍在研究中。疾病很少是单一因素造成的,不是一把钥匙对应一把锁的关系,烟雾病也倾向于由多种因素导致。对于烟雾病成因的研究,任重而道远。相信总有一天,我们会完全了解它,做到早预防早治疗。

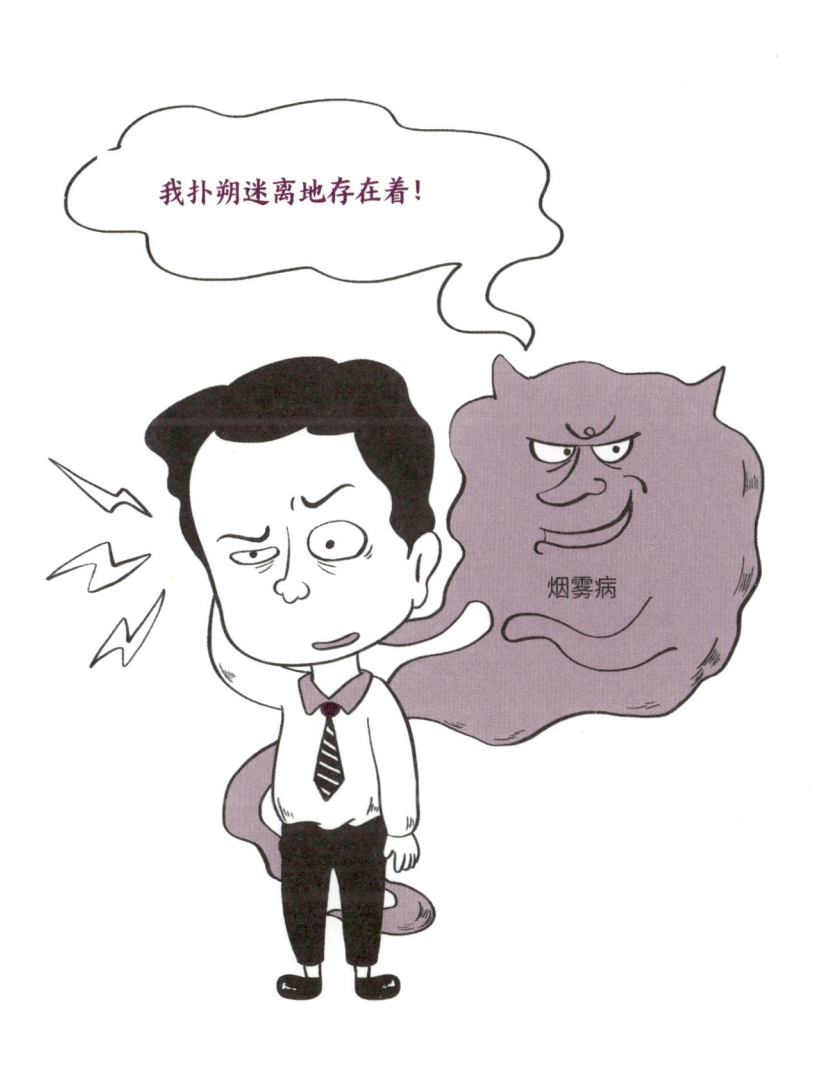

第一章 抽丝剥茧，揭开烟雾病的神秘面纱

3 烟雾病是突然发生的还是日积月累的结果？

如果认为烟雾病就像烟雾一样，来无影去无踪，消散得很快，那就大错特错了。烟雾病虽然因为血管像烟雾一样蔓延而得名，但并不像烟雾一样突然发生，它是一种缓慢进展的脑血管疾病。主要特征之一的颈内动脉末端狭窄，就是一个缓慢发生的过程，正所谓"冰冻三尺，非一日之寒"。但是症状的发生却是突然的，万一某天突然发现自己或者家人胳膊、腿动不了了，话说不清楚了，记忆力下降了，很有可能就是烟雾病在背后捣乱。

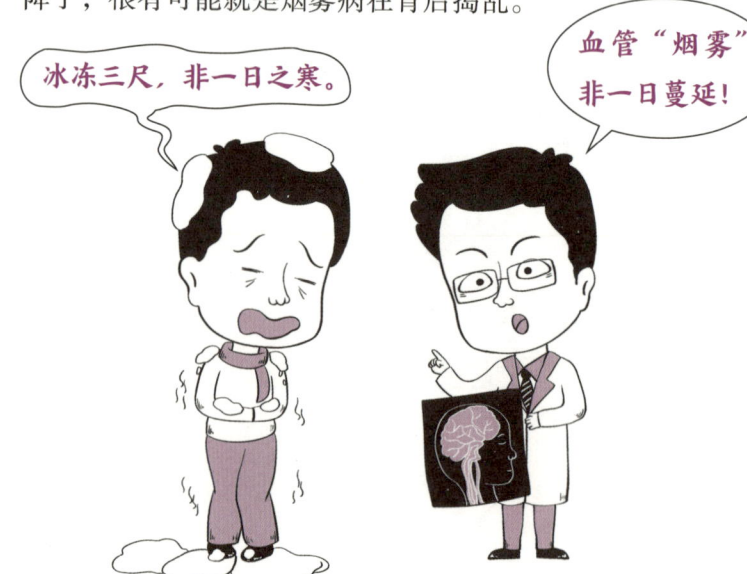

冰冻三尺，非一日之寒。

血管"烟雾"非一日蔓延！

4 啥，烟雾病竟然有地域歧视？

烟雾病最早在 20 世纪 60 年代的日本被发现。到目前为止，以中国、日本、朝鲜和韩国为主的东亚地区仍是烟雾病的高发地区。在我国，尤其在河南、江西、安徽等地区烟雾病最为高发。欧美国家在研究中报道的烟雾病患者也大部分为亚裔，白种人中虽然有一些散在的病例，但与亚裔比起来人数很少。看来烟雾病更"偏爱"黄皮肤的亚洲人呢！

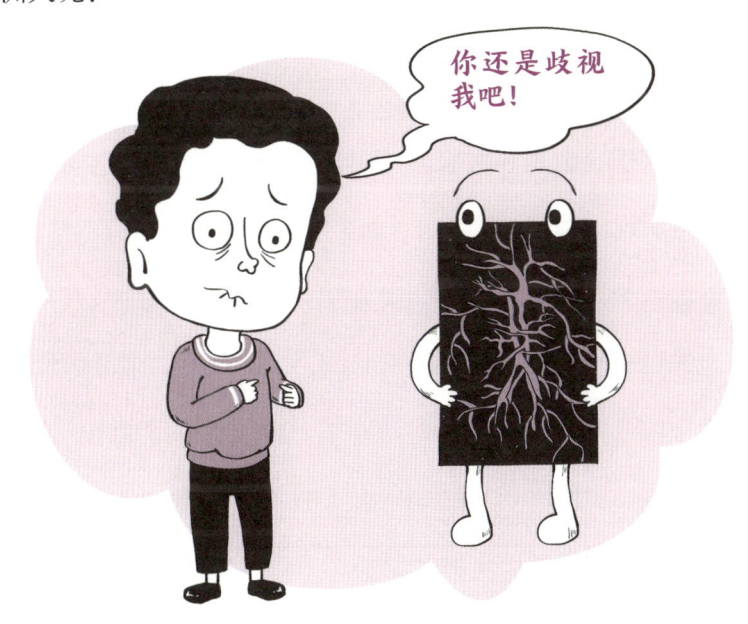

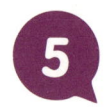

5 烟雾病专挑年轻人下手，是真的吗？

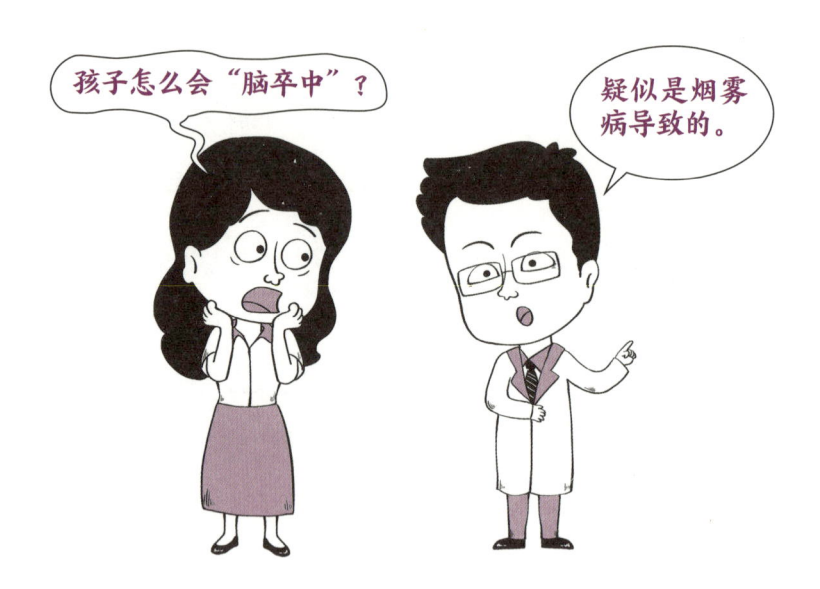

大家通常认为，"脑梗死""脑出血"是老年人才会得的疾病，但是和大家的普遍认知不同，烟雾病也会导致以上所说的病症。实际上，烟雾病可以发生于所有年龄段，但最容易发病的是儿童和中青年。如果仅仅认为只有年轻人会得这种病，多少有些"肤浅"了。通常，烟雾病发病的年龄高峰集中在两个阶段：第一个阶段在 5 至 10 岁之间，第二个阶段在 30 至 40 岁之间。如果身边的年轻人或者孩子出现莫名的手麻、肢体无力、言语不清等情况，一定要警惕烟雾病的可能。

6 烟雾病会像浓眉大眼一样遗传吗？

烟雾病是有可能遗传的。目前的研究发现，17号染色体上的 RNF213（基因名称）基因突变是烟雾病的易感因素之一。该基因突变在家族聚集性烟雾病的患者中尤为常见。因此，一些烟雾病患者可能会将该病遗传给子女。但是，这并不是说父母患有烟雾病，孩子就一定会得这个病。虽然目前还没有方法能够在妊娠阶段检测胎儿是否会遗传烟雾病，但是在临床中我们见到为数不少的烟雾病父母所生的孩子并未发展成烟雾病患儿。因此，烟雾病患者也可以怀孕生子。我们建议可以通过一些无创手段，如磁共振成像等检查，对孩子进行定期的筛查与检测。

7 烟雾病会逐渐加重吗？

如果将大脑深处的大血管比作树干，流向脑表面的小血管比作树枝，烟雾病引发的大血管狭窄或阻塞则像是树干被虫蛀而生病一样，会导致树枝、树叶枯死，即向脑部供血的血流量减少，最后出现脑梗死的结果。作为一种代偿机制（可以理解为在A方面缺乏的东西，通过B方面来弥补），"树干"末端会形成小分支，这些微小的侧支血管绕过狭窄或阻塞的动脉，形成特有的烟雾状外观。在某些情况下，疾病可能因为代偿机制进展缓慢或长时间保持稳定，而在有些情况下，它可能进展得很快。进展的速度和程度取决于多种因素，包括动脉狭窄的严重程度以及其他危险因素，例如，高血压、吸烟等。树干的坏死是逐步加重的，如果不对树干进行修剪或者重新灌溉，那么这棵树就会枯萎得越来越快。对于烟雾病患者逐步坏死的"树干"，需要及时进行治疗。

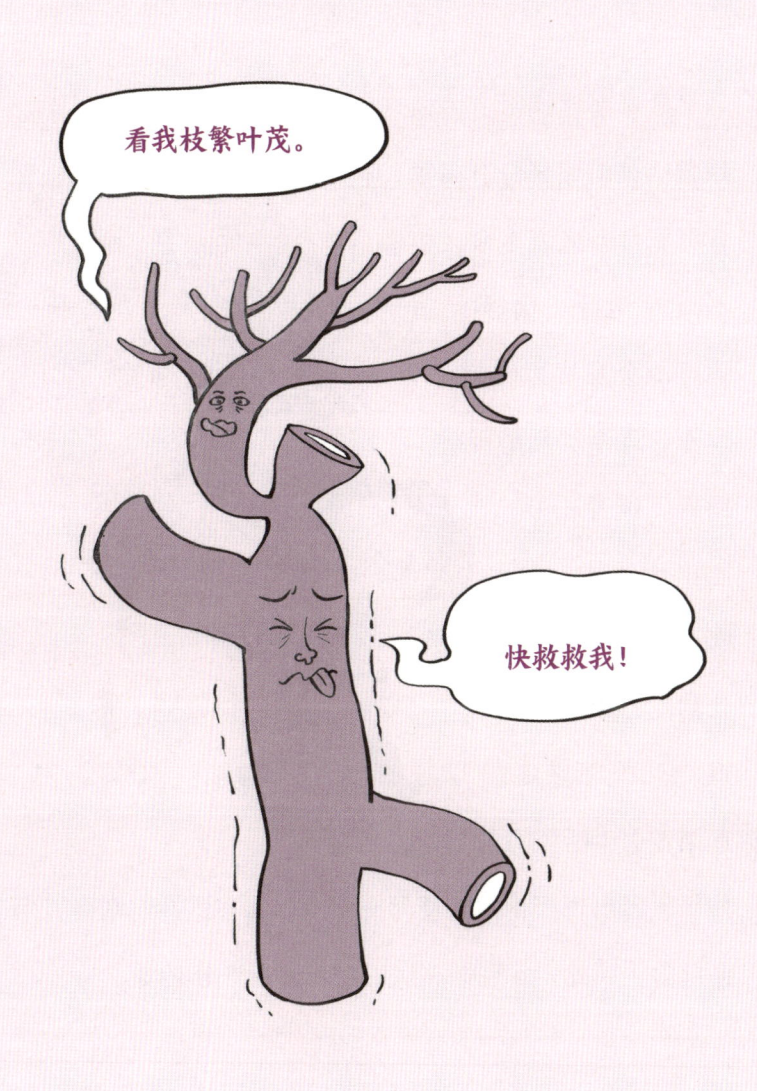

第一章　抽丝剥茧，揭开烟雾病的神秘面纱

8 烟雾病的伤害到底有多深？

虽然烟雾病听上去像烟雾一样轻飘飘的，但如果任其发展，很有可能危及患者生命。如果不及时治疗，烟雾病可能会发展为反复发作、逐渐加重的脑梗死。患者还可能出现肢体瘫痪、不能说话、认知能力逐渐减退、痴呆等后遗症，逐渐丧失生活能力。

如果患者出现严重的脑梗死或脑出血，在急性期则会有生命危险。因此，发现烟雾病后及时诊治十分必要。

9 烟雾病有良性和恶性之分吗？

烟雾病不是肿瘤，也不是癌症。所以，它并没有良性与恶性的区别。烟雾病属于脑血管病变，如果根据治疗效果来说，可以认为它是良性的。大多数患者，经过合理的、有效的治疗后，症状都会得到比较明显的改善，并且能够长期、有质量地正常生活。所以，烟雾病可以说是一种良性疾病。

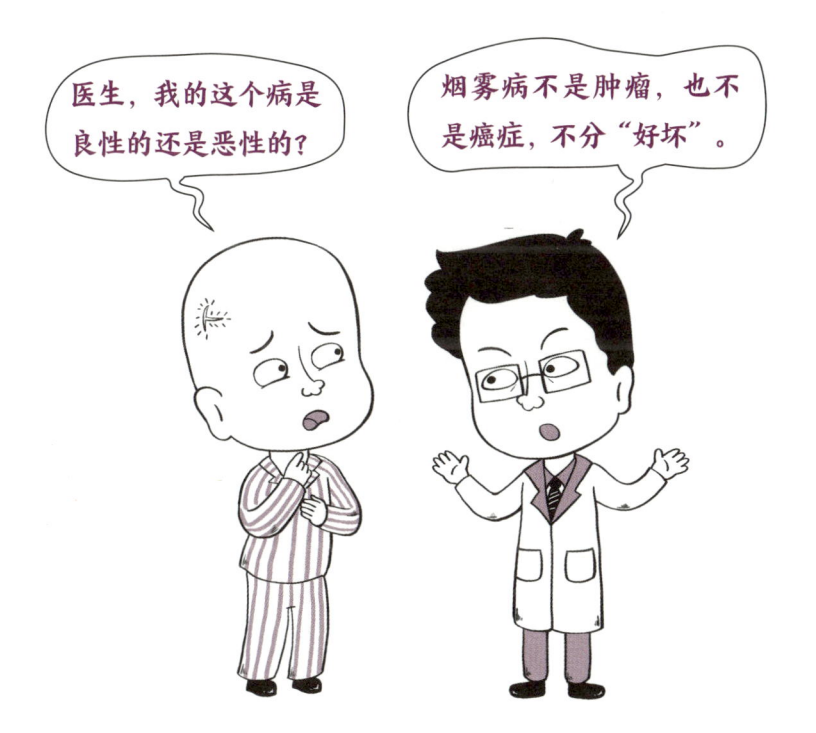

10 烟雾综合征是很多烟雾病症状的组合吗？

烟雾综合征的表现与治疗方案均与烟雾病类似，因此别名也叫类烟雾病。但是烟雾综合征是由一些疾病引起的脑血管继发性病变（可以理解为"因果关系"，即由一种疾病或状况导致了另一种疾病或状况），烟雾病则是不合并其他疾病而单独发生的病症。常见的引起烟雾综合征的疾病包括：遗传病，如唐氏综合征；先天性疾病，如纤维肌肉发育不良；自身免疫性疾病，如系统性红斑狼疮、血管炎等。此外，如果此前头部受过外伤或做过放射治疗，偶尔也会促使烟雾综合征的发生。

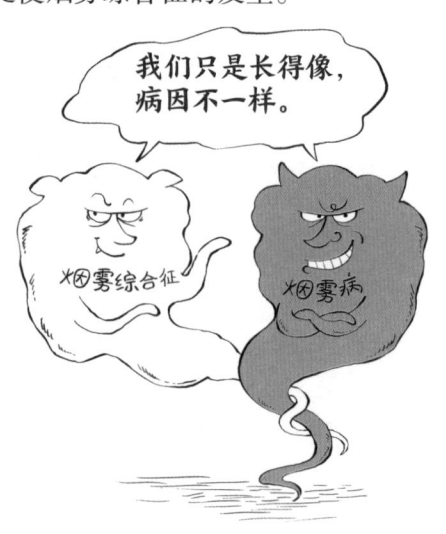

第二章

追踪烟雾病，一切病症都有迹可循

小刘是一名大学生，偶尔在辛苦学习后觉得右手有一些麻木，她以为是学习姿势不正确引起了颈椎病，经过休息与放松后手麻的感觉很快有了好转，于是她没有在意。然而之后的几个月，手麻发作越来越频繁，持续的时间也越来越长，她开始有些担心，因此来到医院进行检查。做了颈椎磁共振成像，发现颈椎并没有什么问题。医生建议她检查一下脑部，检查后，年轻的小刘被发现有脑缺血的表现。经过更进一步的检查，小刘确诊了"烟雾病"。还好发现得比较及时，经过治疗，小刘的症状很快就不再发作了；如果再晚一些，可能就会耽误病情，进而发生脑梗死，并且留下永久的后遗症。

在临床工作中，我们见过很多像小刘这样年轻的患者，误以为自己是因为工作辛苦、得了颈椎病而出现手麻腿麻、活动不利的症状，不会想到自己出现了脑缺血的情况。这是非常正常的现象，因为多数人都认为脑缺血、脑梗死是老年人才会得的疾病，很少有人觉得年轻人也会这样，而烟雾病就是年轻人发生脑缺血、脑梗死最主要的原因。烟雾病的症状常常是悄悄发生的，并且会从轻微的症状逐渐加重，如果未能引起重视，可能会从小病逐渐变成大病。这一章里，我们将着重为大家讲述烟雾病可能出现的症状及引发的问题，以帮助读者了解烟雾病的特征表现，提高大家对烟雾病的认识。

1 中风的病因之一竟然是它？

中风是烟雾病最主要的表现形式，也是烟雾病导致的危害之一。大家常听到的"中风"在医学上被称为"脑卒中"，包括脑梗死和脑出血两种。烟雾病会导致给大脑提供血液的大血管逐渐狭窄、闭塞，脑组织缺乏血液的供应就会发生缺血、坏死，即脑梗死。在有些患者中，缺血的脑血管比平常人更加脆弱，一不小心就会发生危害更大的脑出血。无论是哪种发作，最终都会导致脑组织损伤，并且产生相关的症状，如胳膊、腿瘫痪，嘴歪眼斜，说话不清楚等。

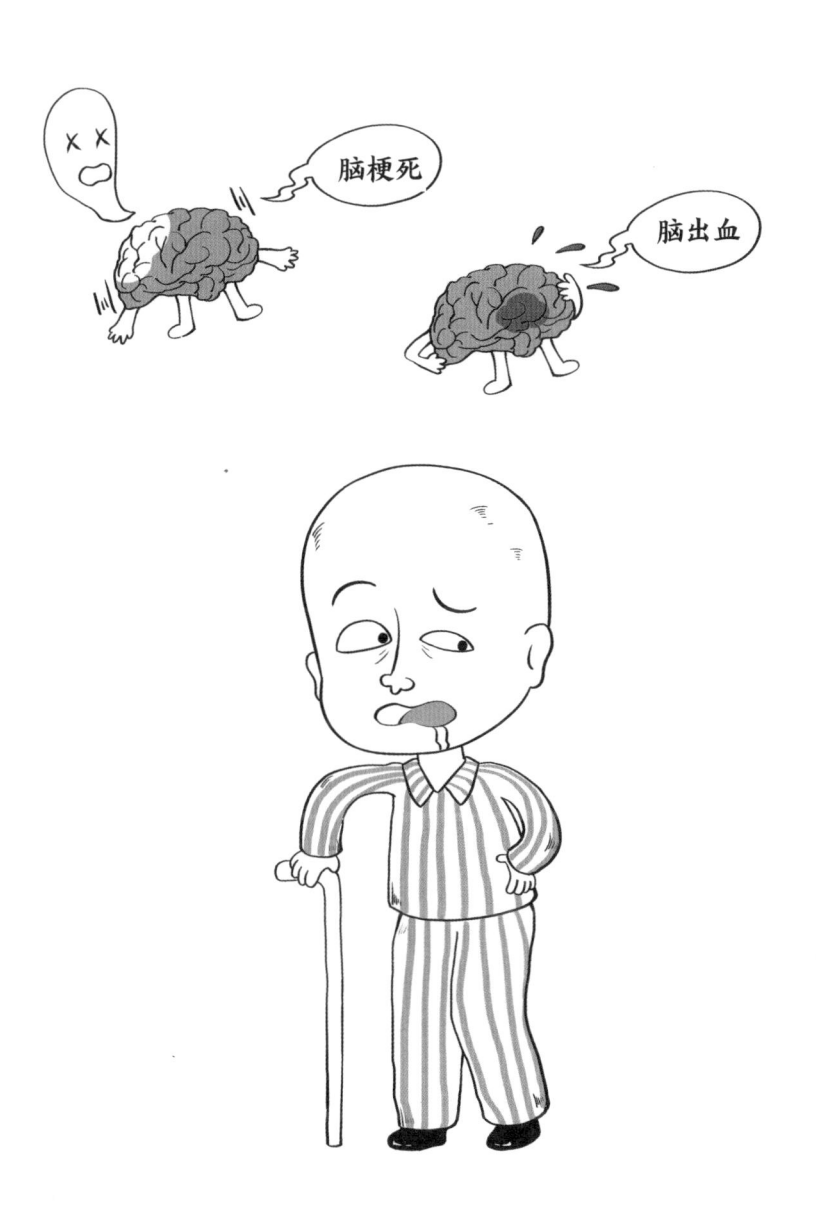

2 大脑间歇性短路是种怎样的体验？

短暂性脑缺血发作可以看作大脑一过性的"短路"。血液供应突然中断了一下，导致脑功能受到短暂影响。这种情况通常持续几分钟到几小时不等，很快就能缓解，不会造成永久性的脑损伤。短暂性脑缺血发作是烟雾病发病的早期表现之一。虽然症状大多在一天之内就能够恢复正常，但是一定不要忽略大脑发出的重要信号，如果有相关症状，应当及时就医，评估是否需要手术治疗，以免错过治疗时机而发展成危害更大的脑梗死，甚至留下不能治愈的后遗症。

看东西重影　手脚无力

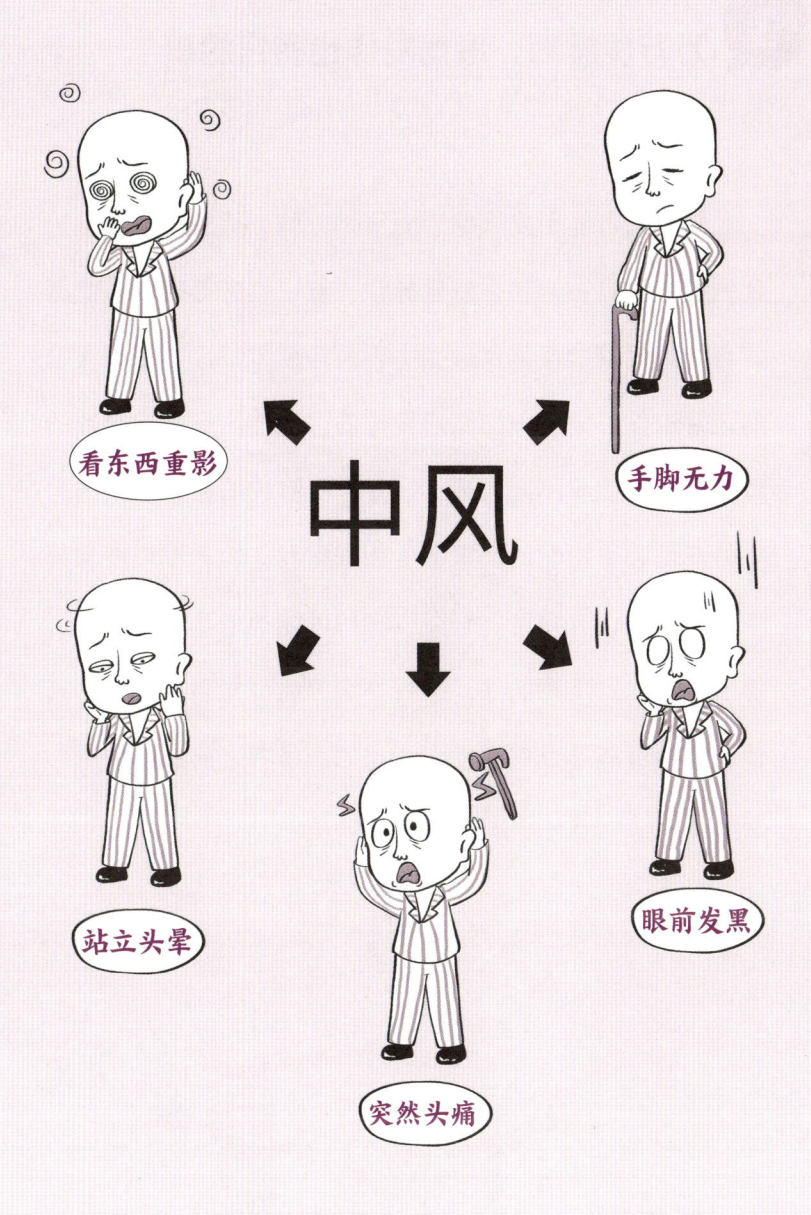

中风

站立头晕　突然头痛　眼前发黑

第二章　追踪烟雾病，一切病症都有迹可循

③ 万万没想到，癫痫发作也有它的事

烟雾病可能引发癫痫。癫痫是大脑突然的异常放电导致的肢体不自主运动、感觉异常、意识丧失等表现。烟雾病会导致大脑的血流供应变少，循环变差，这会影响大脑的正常工作，同时增加癫痫发作的可能性。烟雾病导致的癫痫发作可能有不同表现，这要看受影响的血管所供应大脑的部位和受影响的严重程度。癫痫发作的严重程度和频率各不相同，有些可能轻微，有些可能很严重，也有些可能反复发作。重要的是，不只是烟雾病可能引发癫痫，其他原因也可能导致癫痫发作。比如，患者之前有过中风、脑外伤史，或者存在原发性癫痫灶等。

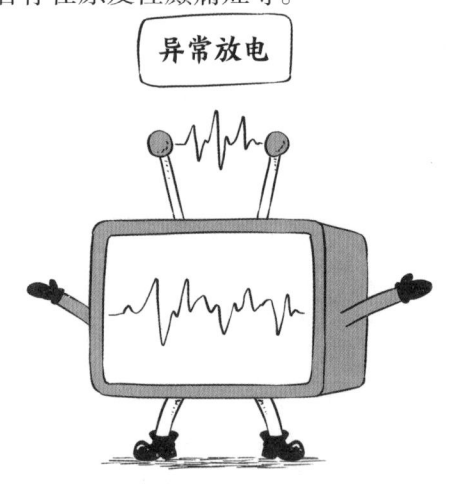

4 如果是这样的头疼、头晕,千万要警惕

烟雾病可能会给你来个"头痛套餐"作为"惊喜"。在烟雾病患者中,头痛并非小概率事件,大约一半的人都经历过。目前的研究表明,这种头疼可能和脑血流减少有关。另外,烟雾病的头痛也可能是丛集性头痛或紧张性头痛引起的。所谓"丛集性头痛",就像《甄嬛传》里皇后娘娘那句经典台词"剪秋,本宫的头好痛"一样。细心的观众会注意到皇后当时的动作是一只手扶着一侧脑袋,可能是反复发作、短暂的单侧剧烈头痛。

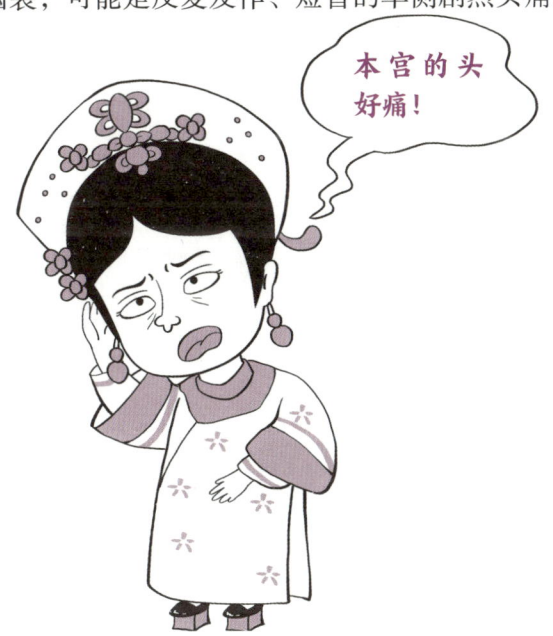

烟雾病还可能会给大脑来点儿小混乱，让人感觉头晕晕的。这其实是脑血管狭窄导致的脑部血液流通不畅引发的头晕，让人感觉整个世界都在慢慢打转，就像坐游乐园里的旋转木马。头晕可能让人感觉眼冒金星、脚下发软，甚至世界都是颠倒的。这些症状在烟雾病发作或者病情严重时，可能会变本加厉，让人在走路、保持平衡或者日常活动时感觉步履维艰。

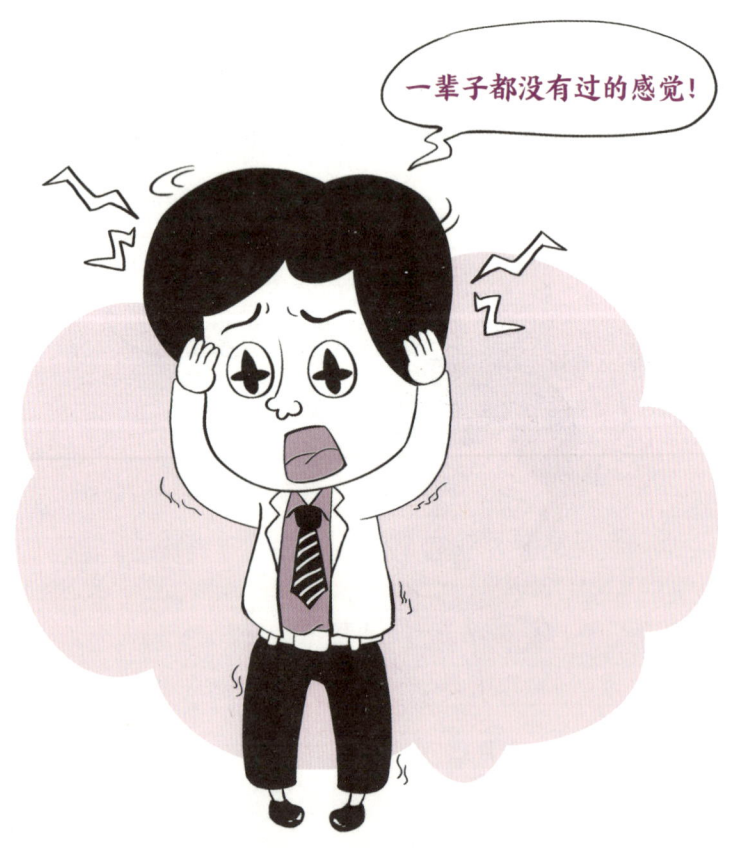

5 小朋友不是在偷懒，有可能是病了

烟雾病如果引起脑缺血，可能会影响小朋友的大脑发育。烟雾病在儿童患者中，大多表现为短暂性脑缺血发作，这意味着大脑暂时接收到的血液会减少，也可以理解为脑供血不足，严重时还会引起局部运动障碍和失语等症状。长时间的缺血也可能导致孩子智力和学习能力双双下降，拖学习的"后腿"。要是老师总是跟家长沟通孩子上课注意力不集中，一定要引起重视，多观察孩子是否还有其他症状，排除烟雾病，不要觉得孩子只是不听话、不好好学习而已。

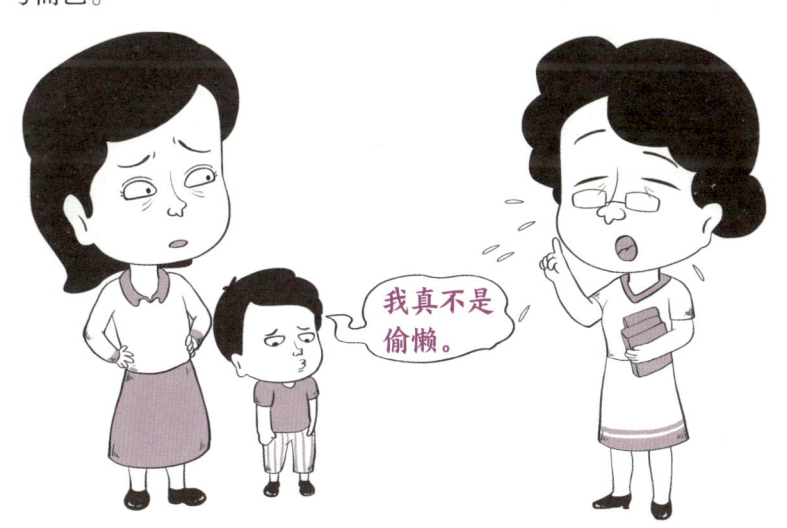

6 被烟雾病打趴下的认知功能

烟雾病可能会把人的大脑弄得迷迷糊糊的。这种疾病会导致患者的脑部血液供应不足，影响大脑功能，如记忆力、思考能力、理解力和学习能力等。就像断网一样，血流供应下降会导致大脑发生"失联"。这可能表现为精力不集中，记性变差，智力下降，说话不顺畅，判断力打折扣。在烟雾病患者群体中，有些成年人可能会遇到认知障碍，就是感觉脑子像一团浆糊，记不清事情，容易烦躁或焦虑。特别是病情恶化或病程较长时，这种迷糊的感觉可能会慢慢显现或加重。对于烟雾病患者，他们可能会出现说话不利索、说不出话或理解有困难等问题。除此之外，学习和记忆能力也可能受到影响，可能会出现学习退步或难以集中注意力等情况。这提醒烟雾病患者及家属，要监测和评估患者的认知功能，这样有助于及时采取措施，提高患者的生活质量，减少那些"迷糊"带来的麻烦。

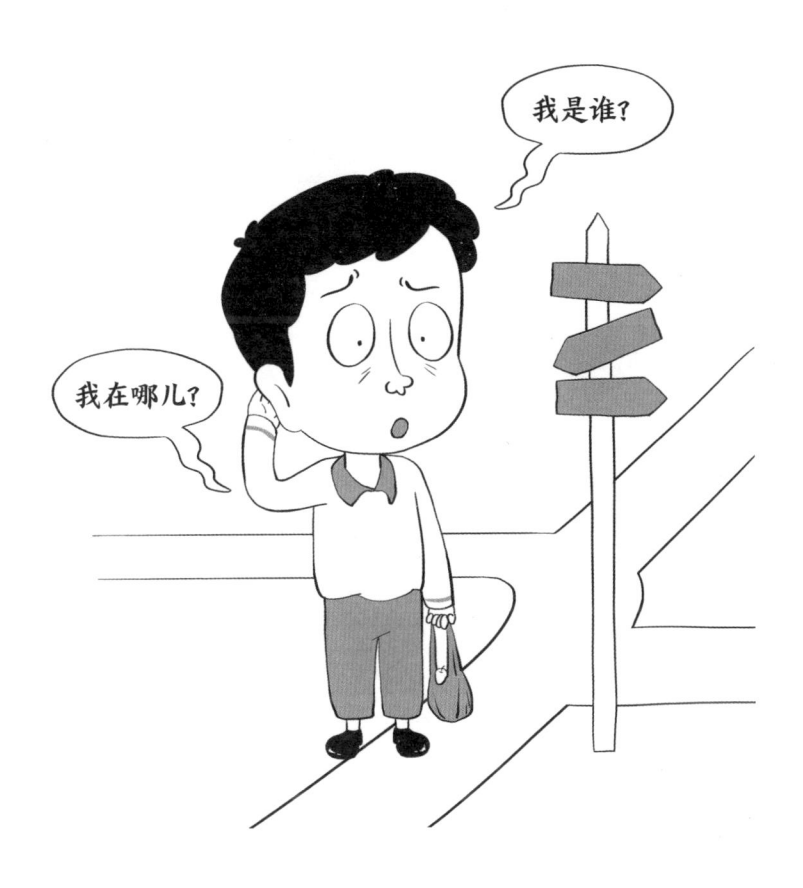

第二章 追踪烟雾病，一切病症都有迹可循

7 说不清、道不明也可能是烟雾病惹的祸

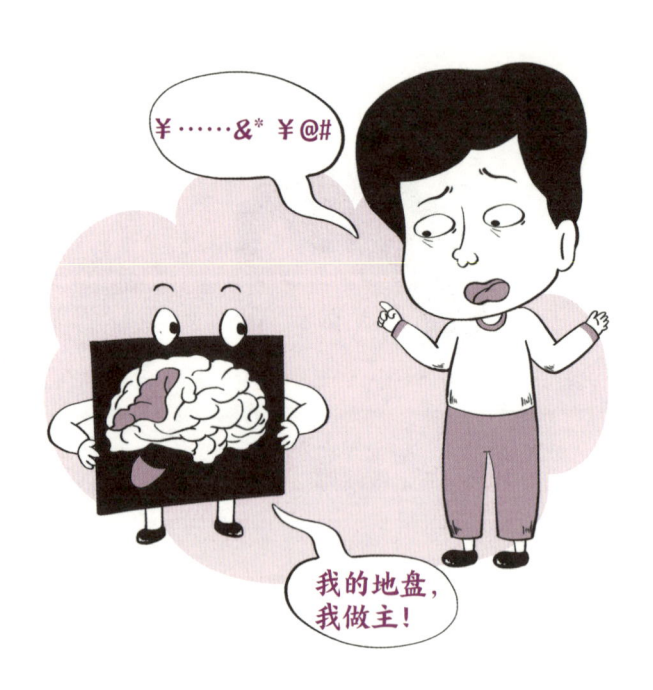

烟雾病可能导致大脑缺血，进而影响脑部特定功能区的正常工作。假如烟雾病给某处大脑造成了损害和坏死，偏偏这个地方又正好是负责语言的区域，那么患者的说话能力就会受到影响。有些可能是说话时口齿不清、表达困难，严重的甚至可能会失语，说不出话或丧失听懂语言的能力。

8 这样的视力问题可别当小事

烟雾病可能给患者的视力带来不好的影响,尤其是那些大脑后动脉受累(动脉好比家中的水管,负责输送清洁的水源;一旦受累,就像水管内部堆积了污垢,水流变得缓慢甚至中断,无法满足生活的需要)的患者。由于大脑后动脉直接向视觉中枢供血,一旦受累,患者则可能感到视野的改变或者缺损,甚至可能出现视力下降和眼球颤动等症状。请注意,这并不是"上帝在你眼前遮住了帘,忘了掀开",这可能是烟雾病在背后捣鬼。

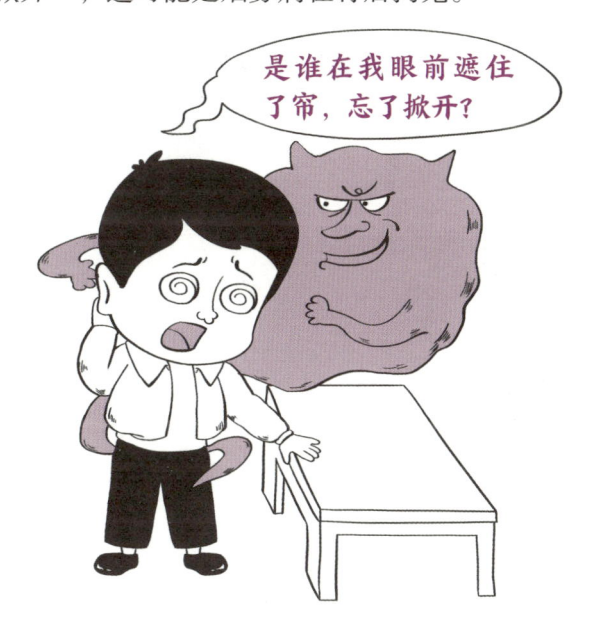

9 "烟雾血管"会蔓延全身吗?有点儿怕!

烟雾病不会像烟雾一样到处跑。它主要影响大脑中的血管,特别是大脑底部的大动脉。烟雾病的特征是这些颅内动脉变窄或阻塞,导致流向大脑某些区域的血流量减少。一般来说,大脑外的全身血管不受烟雾病的直接影响。该病症主要局限于颅内动脉。然而,需要注意的是,烟雾病患者也可能患上其他影响全身血管的疾病,如高血压、动脉硬化。这些情况可能与烟雾病共存,需要单独管理。

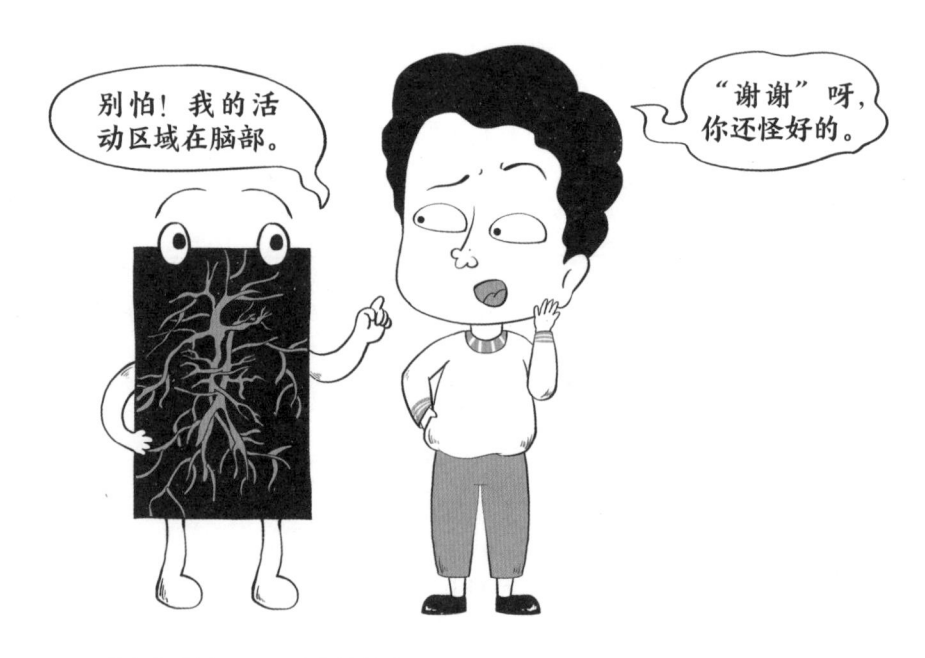

第三章

走近烟雾病，从诊断到治疗

王女士多年以来一直有间断性头痛发作,有时痛起来非常难受。为此她看过许多医生,做过很多检查,却始终没有找到头痛的原因。有一次,医生建议她做一个脑血管检查来排除一下血管性的病变,王女士听从了医生的建议,经过脑血管的检查后发现她患有烟雾病。对脑血管疾病专业的医疗人员来说,烟雾病的诊断通常并不复杂,只需一个脑血管检查便可以确诊。但是目前脑血管检查并不属于常规体检项目,且大部分脑血管检查仍是有创的,因此大多数患者应当经过专业的筛查后再决定是否进行相关检查。此外,虽然烟雾病的确诊是比较简单的,但决定治疗方式的过程却并非那么容易,许多患者在住院

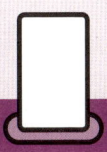

后会有这样的疑问：为什么我已经做了A检查，还要做B检查？是不是医生想让我多做检查呢？事实上，医生在决定治疗方案的过程中，需要参考多方检查的结果，才能制定出一个最安全、最保险，同时效果又最好的方案。这一章中，我们将着重介绍烟雾病的诊断方式及常见的治疗方案，帮助患者与家属了解他们在烟雾病的诊治过程中可能需要进行的检查及他们可能面临的治疗选择。

1 怎么诊断才能把烟雾病看得更清晰？

烟雾病的确诊得依赖于现代影像学检查，目前常见的主要包括以下几种：①磁共振成像（MRI）和磁共振血管成像(MRA)：MRI主要看脑部是否有陈旧或新发的脑梗死病灶，MRA的A（Angiography）代表血管成像，主要是看脑部血管是不是存在烟雾病样改变。②计算机断层扫描血管成像（CTA）：跟MRA作用类似，但是能比MRA更清楚地显示血管；另外，一般在这个过程中会加做CTP，P代表的是灌注（Perfusion），能够看看脑子的哪部分缺血和缺血的程度。③脑血管造影（DSA）：这是评估烟雾病的"金标准"，属于有创检查，可以看成一台手术，这个过程能够看清楚烟雾病的异常血管特征。④经颅多普勒超声：这种非侵入性测试是用声波来测量大脑血管中的血流速度的。它可以作为筛查手段，提供有关烟雾病中狭窄和侧支血管形成的信息。⑤基因检测：在某些情况下，可能会建议患者进行基因检测，尤其是在有烟雾病家族史的情况下。

健康血管是长这样的。

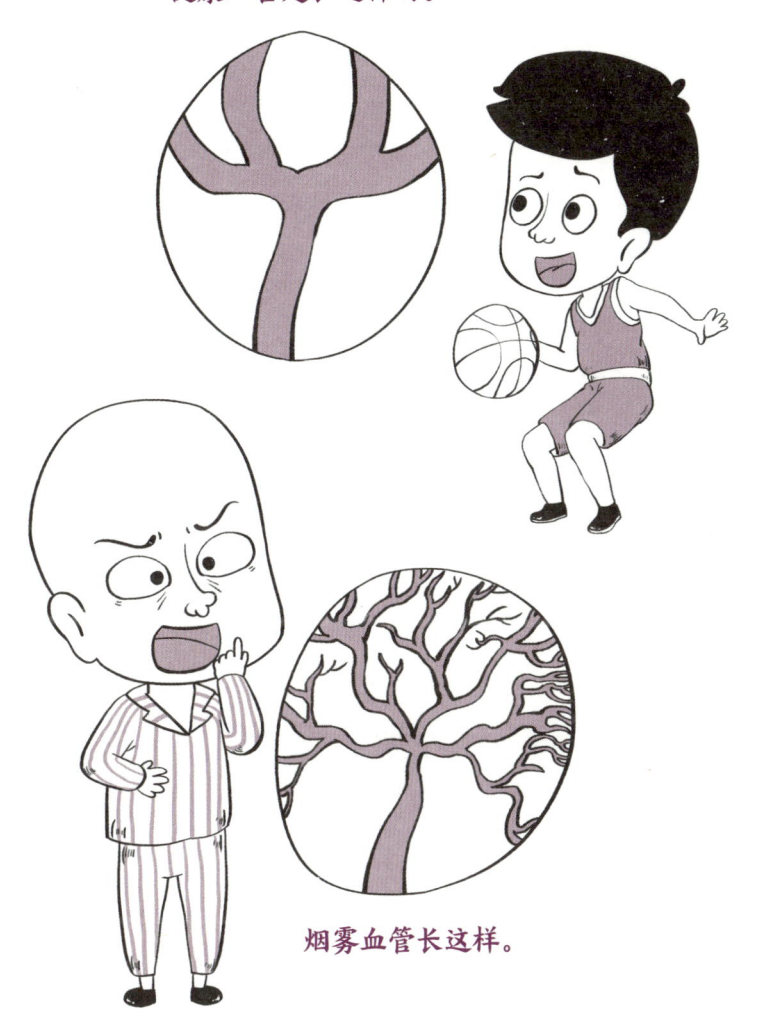

烟雾血管长这样。

第三章 走近烟雾病，从诊断到治疗

2. 感冒不吃药也会好，烟雾病可以吗？

门诊经常有患者咨询："医生，我的烟雾病好长时间没发作了，是不是已经好了？"非常可惜，目前烟雾病尚无法自愈。虽然烟雾病可能长时间保持稳定，但是随着时间的推移，多数患者病情会逐渐加重。虽然并不是所有的患者都需要手术治疗，但是如果怀疑患有烟雾病，应该尽早就医，接受专业医生的诊断和评估。

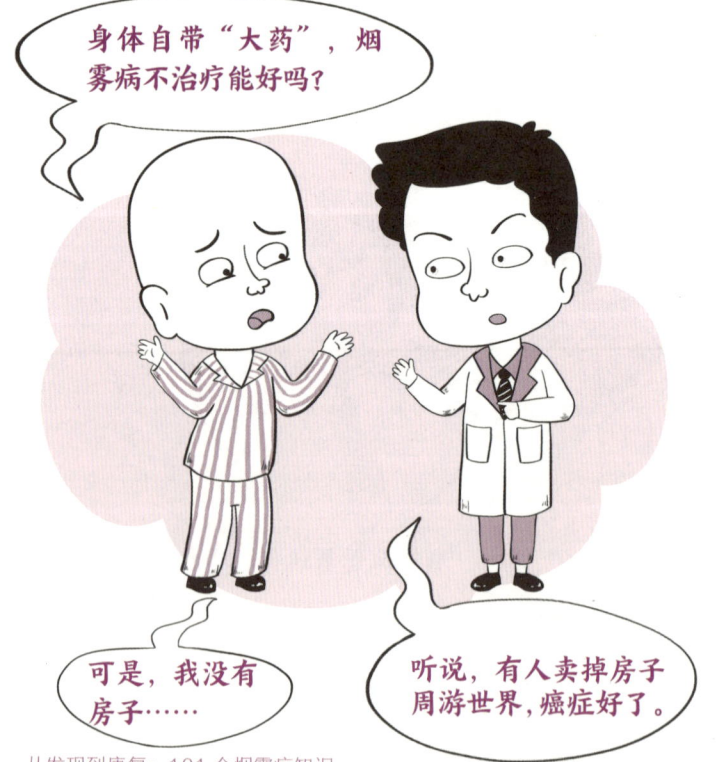

> 身体自带"大药"，烟雾病不治疗能好吗？

> 可是，我没有房子……

> 听说，有人卖掉房子周游世界，癌症好了。

3 治疗烟雾病也有"三十六计"?

目前,治疗烟雾病的最佳方案是手术。常用的手术方式包括血管搭桥手术和贴敷手术。简单来说,就是通过手术的方式,让颅外的血管给脑内提供额外的血液,改善脑部的血液供应。此外,医生还可能会开具一些抗血小板药物和其他药物,来预防血栓的形成,减少脑部缺血发作的风险。

手术,我有"十八般兵器"!

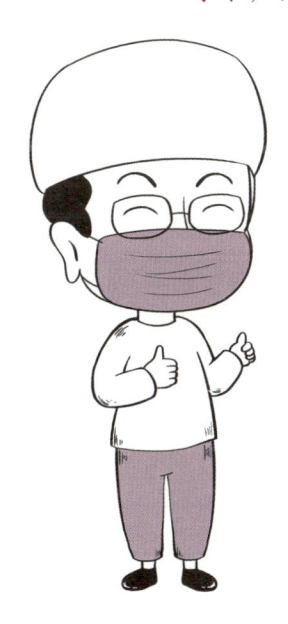

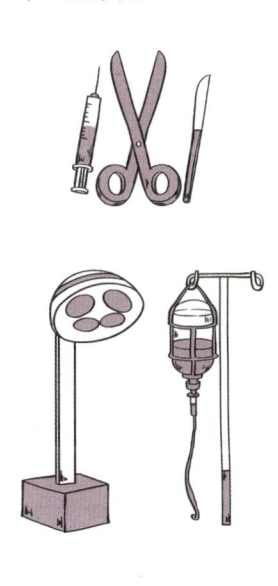

④ 能"动嘴"就不"动手",只吃药可以吗?

有的烟雾病患者特别抗拒手术,那有什么药物能够很好地控制病情呢?非常遗憾且确定地告诉大家,目前还没有特别有效的药物能够治疗烟雾病。临床所应用的药物主要以对症治疗为主,如阿司匹林,它可以预防血栓形成,降低脑梗死的风险;合并高血压的烟雾病患者可使用钙通道阻滞药,如硝苯地平、氨氯地平等,作为降压药来维持血压平稳;此外,依达拉奉、丁苯酞等药物可在急性脑梗死、脑缺血发作期应用,这在一定程度上能够改善神经功能缺损症状。另外,一些中药(如银杏叶提取物、丹参等)对改善微循环具有一定作用,但目前仍缺乏明确的临床证据。

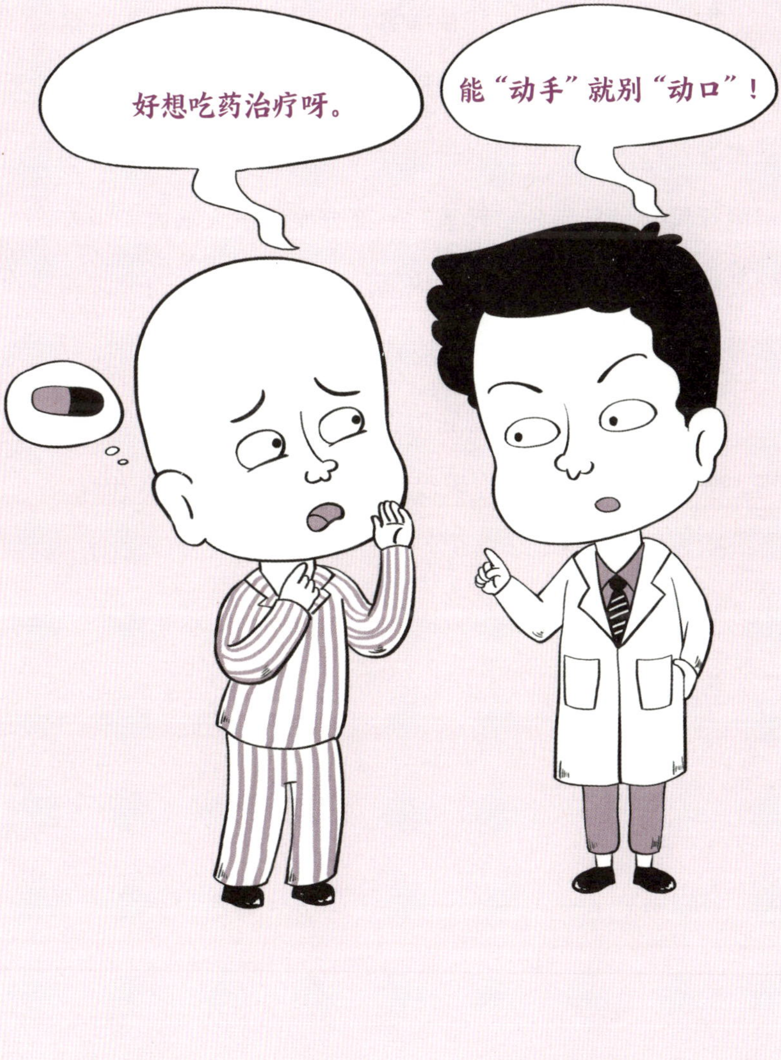
好想吃药治疗呀。
能“动手”就别“动口”！

5 烟雾病会复发吗？可以连根拔起吗？

因为烟雾病本身无法被治愈，所以不存在"复发"这一说法。脑血运重建手术可以降低大部分患者脑出血和脑缺血发作的风险，但仍有一部分患者效果不好。目前的手术治疗策略是从颅外"转运"一部分血液进入脑内，用来弥补烟雾病本身所导致的血流灌注异常的问题，而烟雾病本身的血管结构异常并无法使其正常化。

尽管烟雾病无法被彻底治愈，但通过适当的治疗和管理，患者可以达到一种临床治愈的状态，并长期健康生存。

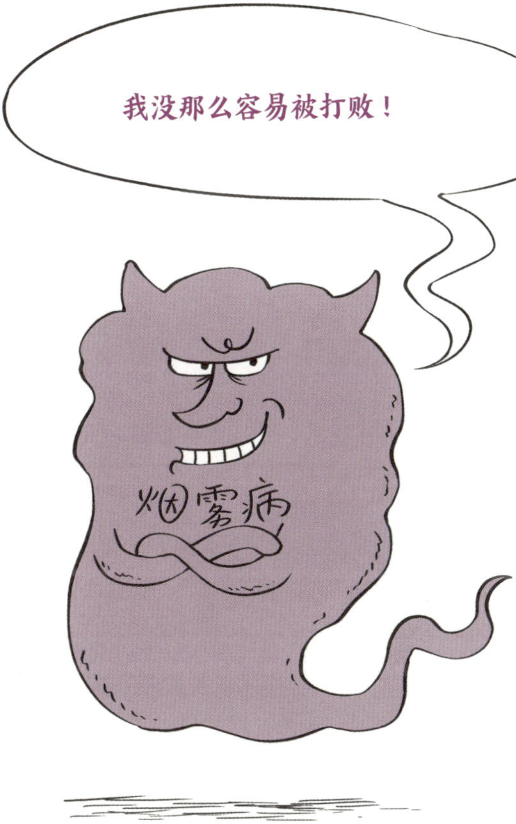
我没那么容易被打败！
烟雾病

6 脑梗死以后手就不会动了，手术能治好吗？

烟雾病的手术治疗能够增加脑部的血液供应，目的是防止进一步的卒中发展。而脑梗死后，手不会动是否可以通过手术来缓解，则分两种情况。如果控制手部运动的脑区完全梗死了，那么即使血运增加，也无法恢复这部分功能，即做完手术也不能治好；另外，如果负责手部运动功能的脑区没有完全梗死，增加血运就会改善剩下的脑部功能，这种情况，则可能增加手部运动恢复的概率。

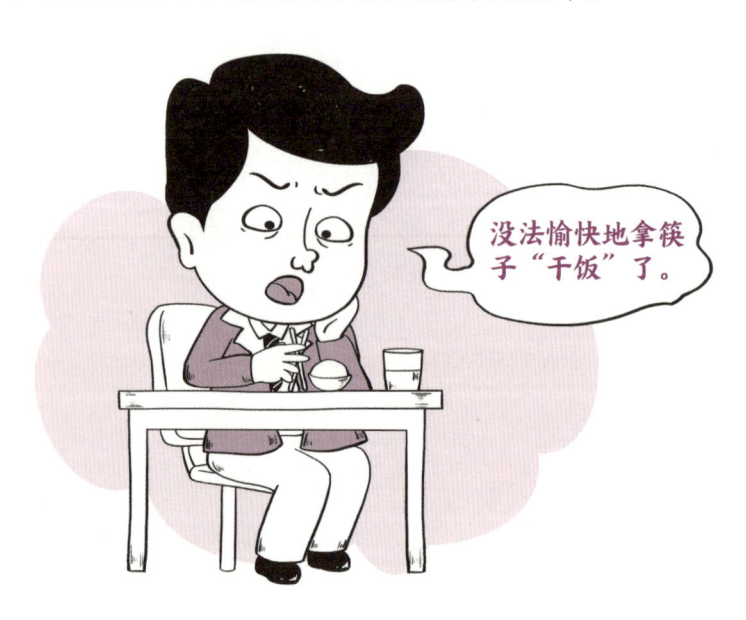

7 "没有症状"的患者是不是可以高枕无忧了?

所谓的"无症状"患者,只是患者未表现出常见的肢体麻木、肢体活动障碍、剧烈头疼或脑出血等症状,但仍可能存在一些不易被发现的问题,如情绪焦虑、急躁等症状,但患者本身无法控制,这是缺血症状的表现之一。如果年龄较小的孩子出现这种症状,更应该得到关注,因为这种缺血性表现会影响孩子的学习能力。

此外,无症状的烟雾病患者同样需要进行评估和治疗,很多烟雾病会逐渐进展,未来仍可能出现出血或者缺血性卒中。

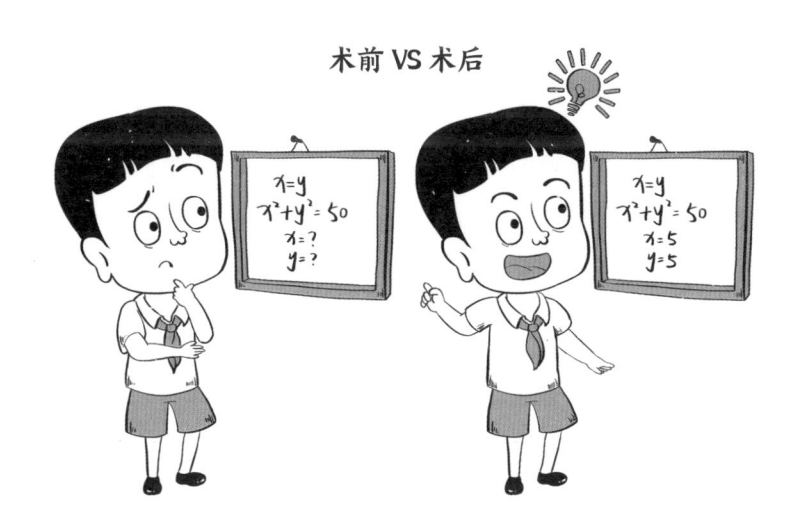

术前 VS 术后

第三章 走近烟雾病,从诊断到治疗

8 烟雾病患者如何应对疾病造成的疲劳和能量不足？

烟雾病导致的不在状态和疲劳显然不是士力架可以解决的。首先，患者应确保每晚有足够的睡眠，并尽量保持规律的作息时间，这有助于提高能量水平。其次，疲劳可能会让人感觉不想运动，但适度的运动可以提高体能，减轻疲劳感。需要注意的是，大量出汗后容易引起脱水，导致烟雾病缺血症状发作。因此，烟雾病患者应当避免过量或剧烈运动。最后，要注意均衡营养，减少高糖、高盐、高脂摄入，确保摄入足够的水分、蔬菜、水果、蛋白质，并保持规律饮食。针对疲劳和能量不足问题，最重要的是听从身体的需求，不要过度劳累，给予身体足够的休息和支持，以维持良好的生活品质。如果出现较为严重的不适或症状再次发作，应当及时就医。

第三章 走近烟雾病，从诊断到治疗

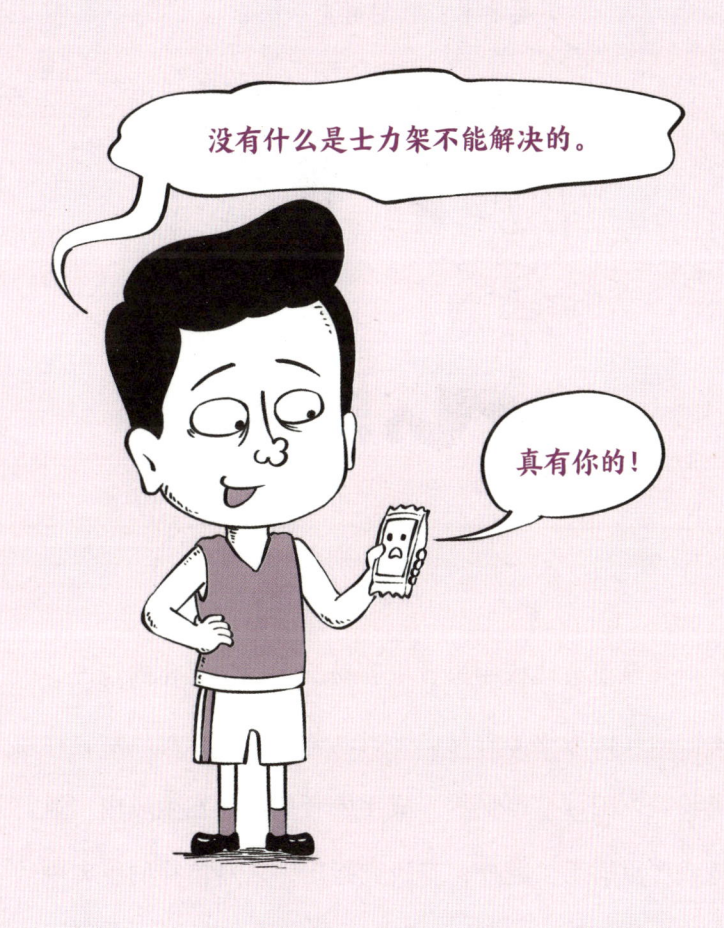

9 坚持不做手术的患者后来怎么样了？

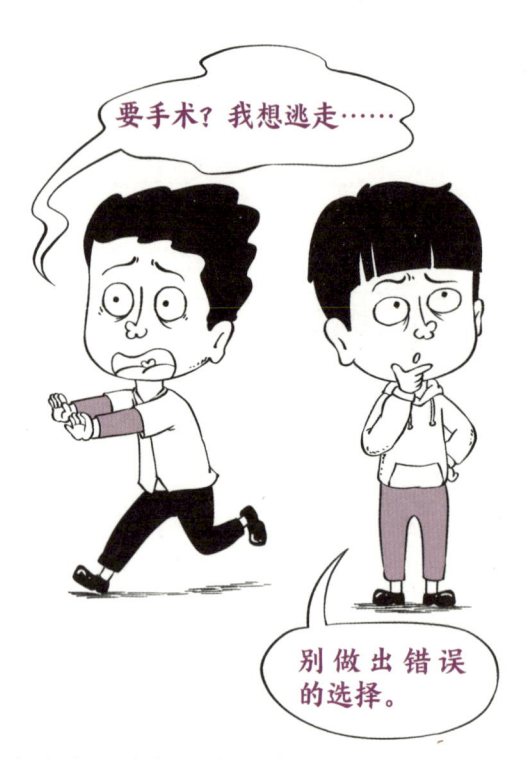

要手术？我想逃走……

别做出错误的选择。

　　儿童患者比成年患者更容易出现病情恶化的情况，但未经治疗的成年患者却面临更高的致残和致死风险，疗效也较差。统计数据显示，成年患者更容易发生颅内出血，造成严重后果。此外，有研究指出，未经治疗的患者中约有 2/3 会出现认知功能障碍、肌肉力量减弱和感觉敏锐度下降等症状，这表明烟雾病可能长期影响大脑血运，导致脑供血不足，进而逐步引起病情恶化。

第四章

"雾"里求生，
用手术去战斗

李先生的妻子被发现患有烟雾病，经过长时间的了解，选择在我们医院进行治疗。经过网上的查询，李先生了解了许多治疗烟雾病的手术方案，他认为"搭桥手术"是最好的治疗方案，并希望医生为他的妻子进行脑血管搭桥手术。当我们告诉他手术方案定为"贴敷手术"时，李先生既失望又担心，他觉得贴敷手术的效果相较于搭桥手术会大打折扣。这其实是一个非常常见的现象，随着受教育程度的普遍增高，人们能方便地查询到疾病治疗的资料、指南等，很多患者与家属会在接触医生之前就为自己制定好了心仪的"治疗方案"。然而，医学是一个不断发展的科学，治疗方案也逐渐趋向于个体化，有许多治疗的经验与心得是网上、书籍上查询不到的。当我们为李先生详细地讲解了手术的效果、风险以及选择手术的理由后，李先生理解了医生的选择，接受了预定的手术方案。手术十分顺利，术后也获得了很好的效果，李先生与妻子都非常满意。目前来说，手术仍是烟雾病的主要治疗方案，开颅手术也是一个重大的决定。这一章里，我们着重介绍治疗烟雾病的手术方法以及相应的手术风险、手术效果等知识，希望能够帮助大家更系统地了解烟雾病的手术治疗，理解医生的选择。

1 "搭桥""贴敷",熟悉的配方

门诊上经常有人咨询:烟雾病能不能微创?不开颅行不行?大家指的微创是血管内介入方法或内镜等创口较小的手术方式,在烟雾病的治疗中并不适用。目前,开颅仍是治疗烟雾病的主要方法。开颅手术并不像大家想象中的那么可怕,手术切口基本都在发际内,头发长长了也看不出伤口。此外,开颅手术也分几种方式,包括血管搭桥手术,外科医生会使用患者的颅外动脉(通常是头皮血管)建立一个新的血流通道,绕过受影响的大脑动脉,提供额外的血液供应;也包括间接血运重建术,又叫贴敷术,在这种手术中,医生会用患者自身的头皮血管、肌肉或硬脑膜等贴敷于大脑的表面,使颅外的血管向脑内生长,以提供额外的血流。当然还有将两种手术结合进行的联合手术。具体治疗方法的选择需要医生在术前进行综合评估。

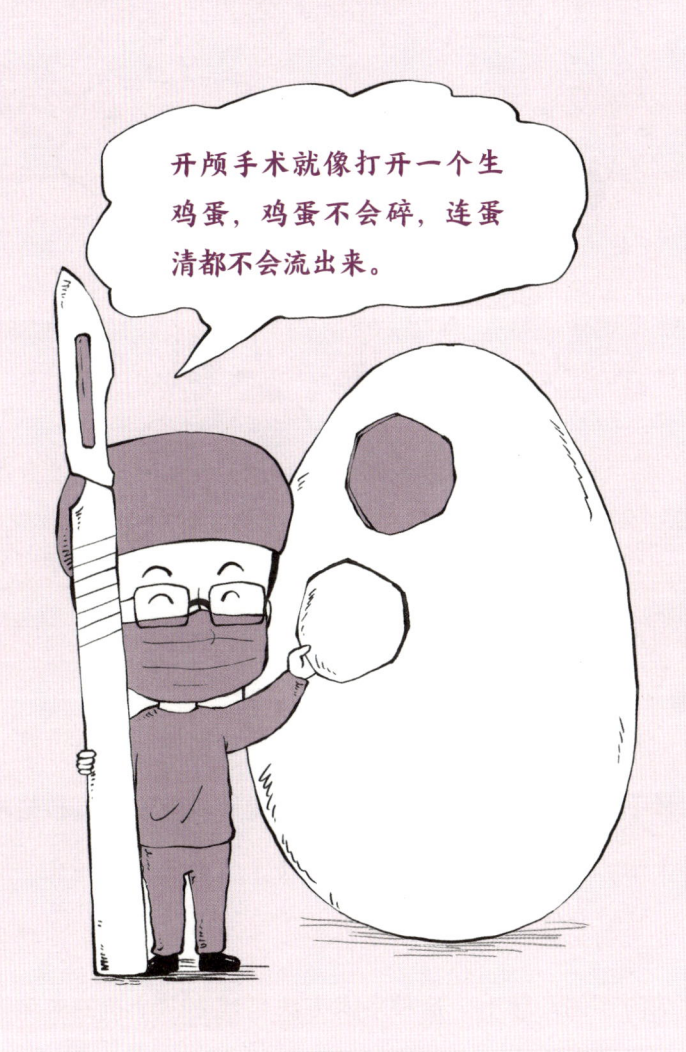

第四章 "雾"里求生，用手术去战斗

2 直接搭桥手术，重建血运高速路

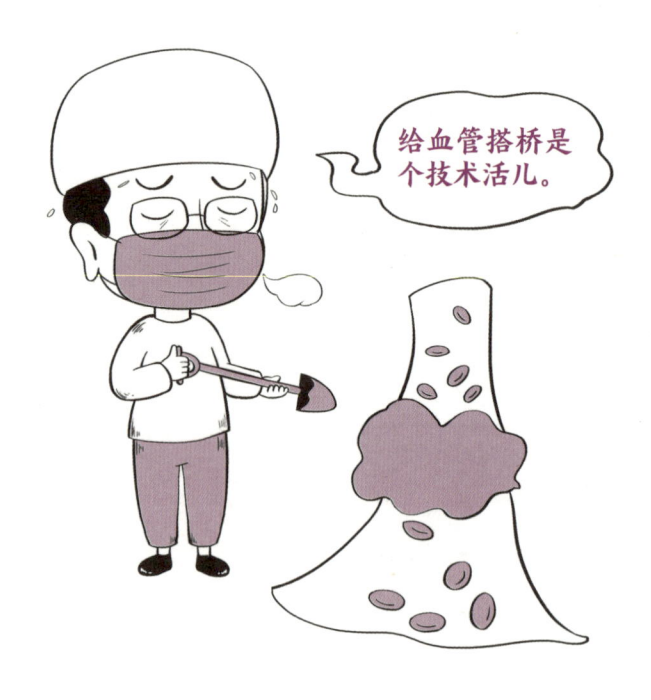

直接搭桥术是一种用于治疗烟雾病的外科手术方法。这种手术旨在改善受影响脑区域的血液供应。在直接搭桥手术中，外科医生会将健康的血管（通常是颅外动脉，即头皮上的颞浅动脉。有时也会用到手臂上的动脉）连接到大脑内部的动脉上。这种手术方法是建立一个新的血流通道，绕过原本受影响的脑动脉，从而提供更好的血液供应。

3 大脑血液的搬运工：间接血运重建手术

间接血运重建手术（即贴敷术）与直接搭桥手术相对应。贴敷手术方式多样，主要通过将富含血管的组织贴敷于脑表面，进而使这些组织在脑中长出新生血管，建立来自头皮、颞肌、硬膜的侧支循环来改善供血。通过这些重建后的"网状小路"，以增强脑部的血液供应。这种手术具有手术时间短、远期效果好等优点，只是这一重建过程需要一定的时间周期。

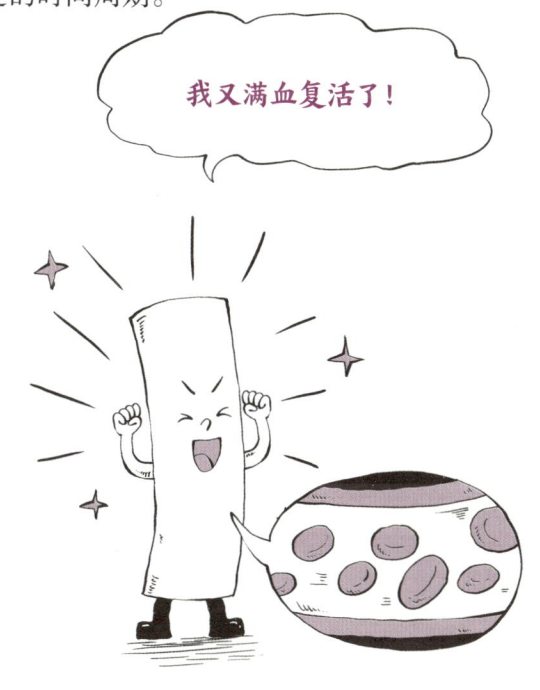

我又满血复活了！

4 强强联手就是联合脑血运重建术，记住了！

联合脑血运重建术就是将头皮血管（如颞浅动脉）的额支和顶支分出，额支与脑皮层血管直接搭桥，而顶支直接贴敷于脑表面，帮助其建立新的侧支循环。在一次手术中既有搭桥，也有贴敷，两种方式有机结合，互为补充，双管齐下，既能快速改善血运，又能产生良好的远期效果，降低脑缺血和出血的风险。

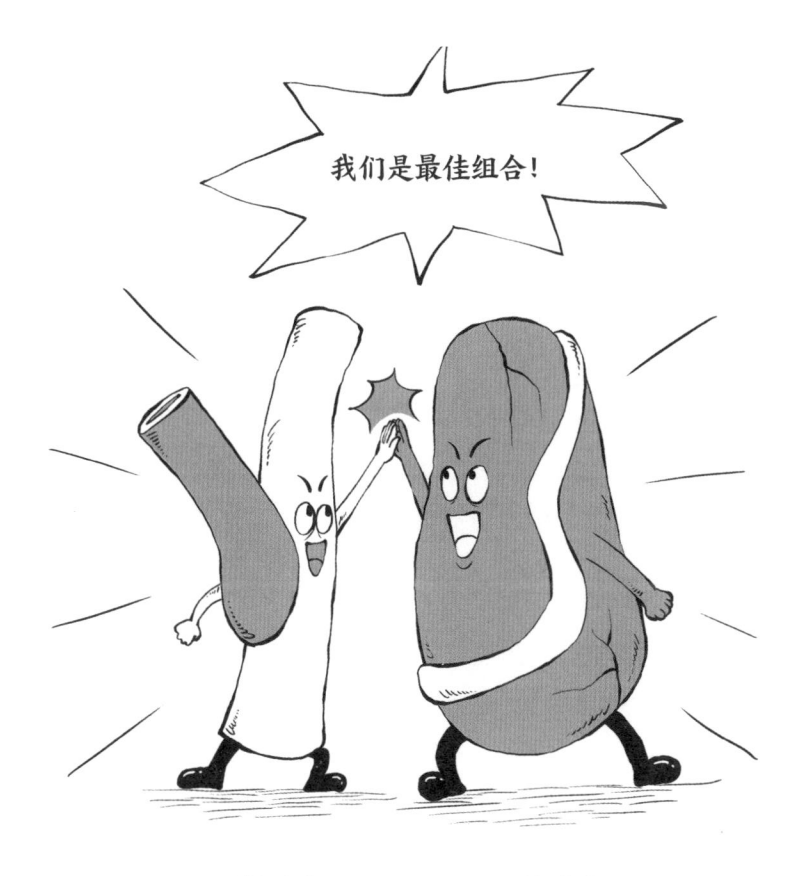

搭桥手术　　　　贴敷手术

5 搭桥手术和贴敷手术的比拼

术后患者非常关心的一个问题是"我到底做的是搭桥手术还是贴敷手术？"很多患者在听到自己做的是搭桥手术后非常开心，感觉自己"赚到了"；而听到自己做的是贴敷手术时，心情就会不太好，会怀疑自己的手术效果没有搭桥手术好。其实不是这样的。搭桥手术可以即刻改善脑部血流灌注，但是对受体血管的直径大小有要求。间接血运虽然不能即刻起效，但是适用范围更广，尤其对于年龄较小的、更容易产生新生血管的儿童更加适用。因此不能武断地说哪种治疗方式效果一定好。选择哪种手术方法通常根据患者的具体病情、脑内有没有可以搭桥的血管以及血管病变的严重程度等因素。

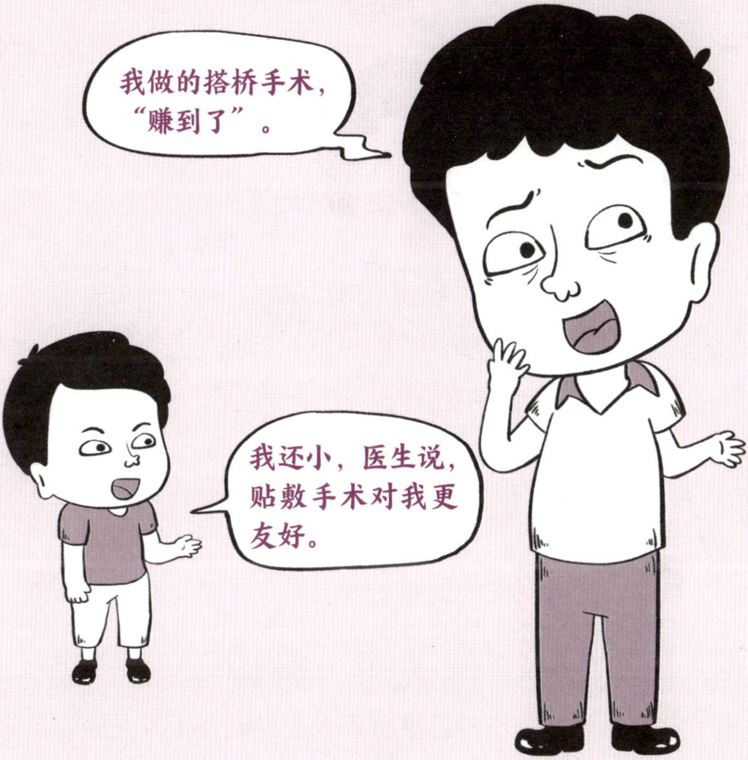
我做的搭桥手术，“赚到了”。
我还小，医生说，贴敷手术对我更友好。

6 烟雾病手术一般需要多久？

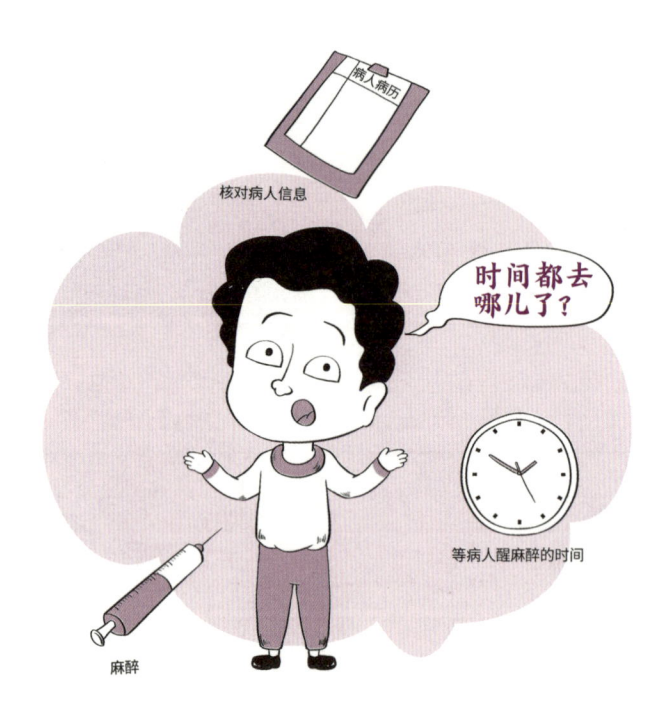

最关心手术时间的就是患者家属了（因为患者已经麻醉了，时间长短对本人来说都是一瞬间的事）。一般烟雾病手术需要 2~4 个小时，搭桥手术或者联合手术时间长点儿，大概 3~4 个小时，单纯贴敷手术一般不到 2 个小时。但家属感觉时间比这个要长很多。这是因为手术还有麻醉和醒麻醉的时间，而上面所说的是单纯手术时间。

7 听说现在流行微创治疗，烟雾病可以吗？

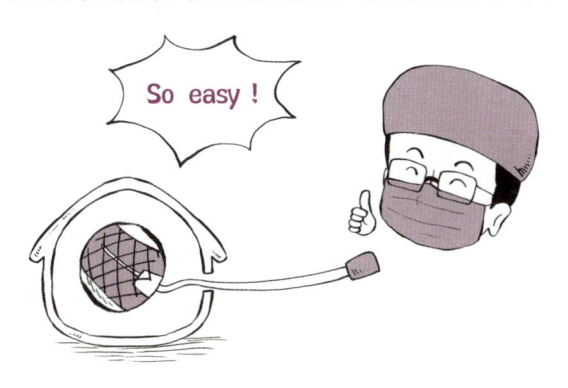

常说的"微创"其实是现在的一种血管内治疗方法。这种方法广泛用于动脉瘤及动静脉畸形疾病。在烟雾病的治疗中，并不常用。因为烟雾病的脑血管狭窄和堵塞通常比较复杂，涉及多个脑动脉。介入手术处理这种复杂的病变比较困难，而且手术效果相对不稳定，并不能完全逆转疾病的发展。因此，开颅手术仍然是烟雾病的主要治疗方式。

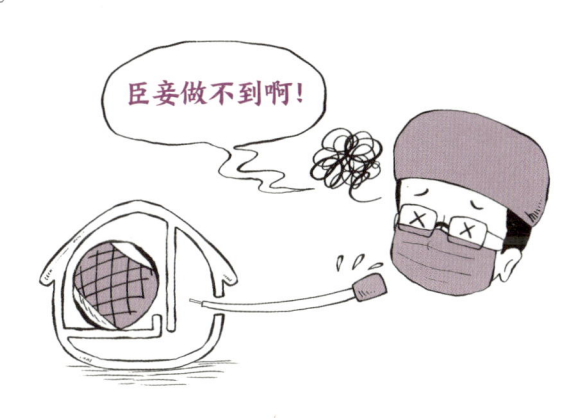

8 双侧烟雾病，手术可以"买一送一"吗？

烟雾病一般是脑部两侧的血管都受到影响，因此手术经常需要做两边。曾经有个患烟雾病的高一学生需要进行手术治疗。他的父母属于特别"鸡娃"的家长，不想因为手术耽误孩子的学习，反复找医生询问商量，想一口气儿把两侧都做了。一次同时做两边手术，学生家长认为非常容易实现，为什么医生拒绝了呢？因为做完一侧烟雾病手术后，通常需要一段时间的恢复和调整，并在这段时间中观察手术侧的血运建立情况，从而为第二次手术做出更好的预案。另外，同时做两侧手术，手术操作复杂，手术时间长，患者术后更容易出现并发症。

双侧烟雾病二次手术的最佳时机为首次手术的半年至一年后。开颅手术对于患者身体就是一种打击，通常需要3个月左右的时间，身体才能达到一个良好的恢复水平，术后3~6个月也是烟雾病搭桥手术后脑内形成新生血管的关键时期。所以，首次手术的半年至一年后才可进行对侧手术。

第四章 "雾"里求生,用手术去战斗

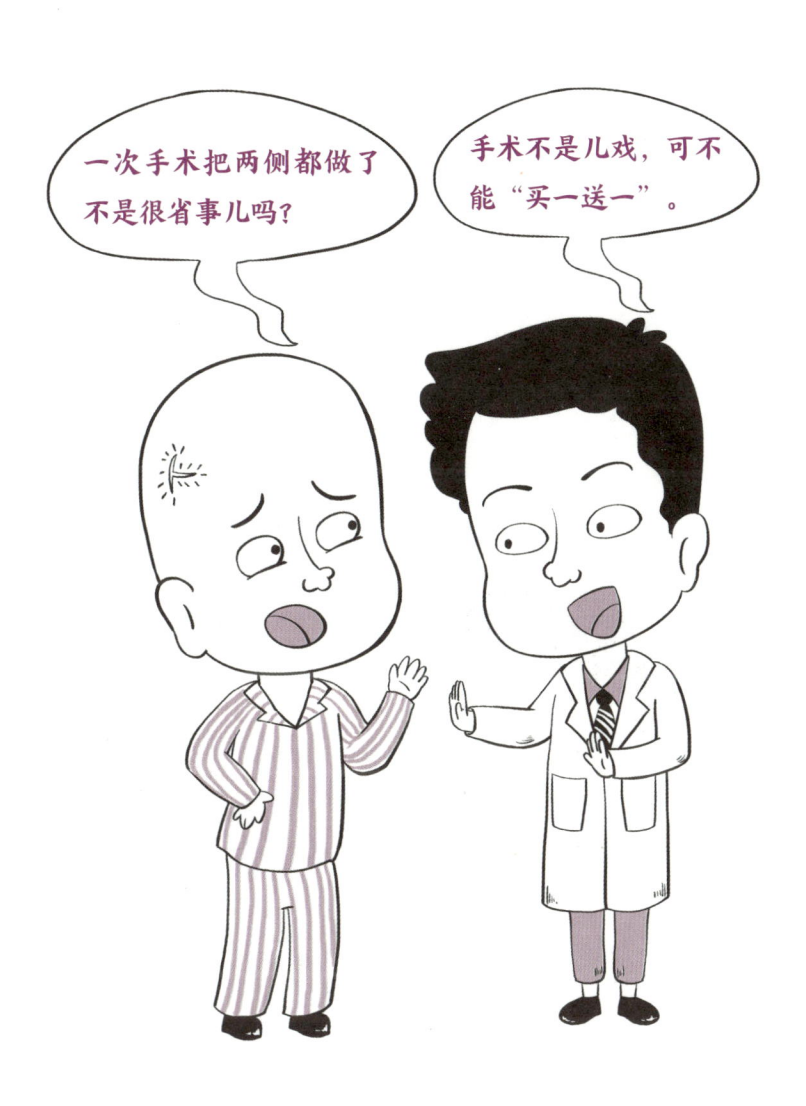

9 不能做手术的患者，要怎么救？

烟雾病患者不做手术一般有以下几个原因。一是烟雾病颈内外血管代偿情况好，患者症状轻，或烟雾病长期观察过程中无进展，可以先采取保守治疗策略；二是烟雾病患者处于急性发作期，手术风险极大，需要等病情稳定后再进行手术治疗；三是烟雾病患者的血管构筑或身体的综合状况表明该类患者是手术高风险人群，也建议先进行保守治疗。

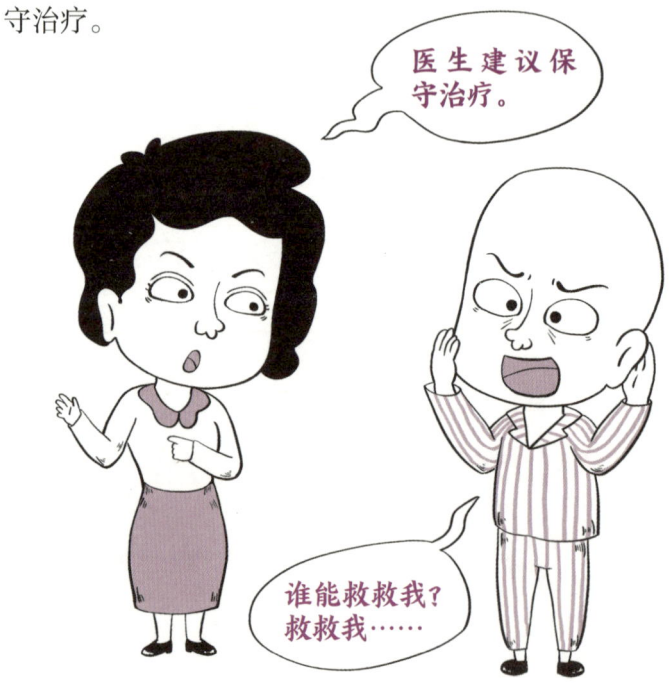

10 得了烟雾病,每天手麻是小事吗?

烟雾病的治疗都是根据患者的症状来判定的。医生会根据症状的严重程度和病情的轻重缓急来确定治疗方案。保守观察还是立刻手术,即便在急性发作期,治疗方案也是不同的。如果是急性期的脑出血,根据出血的严重程度,有时可能需要急诊手术治疗;如果患者有急性脑梗死或频繁发作的脑缺血症状,此时可能需要适当推迟手术,以免引起更为严重的梗塞,产生新的症状。

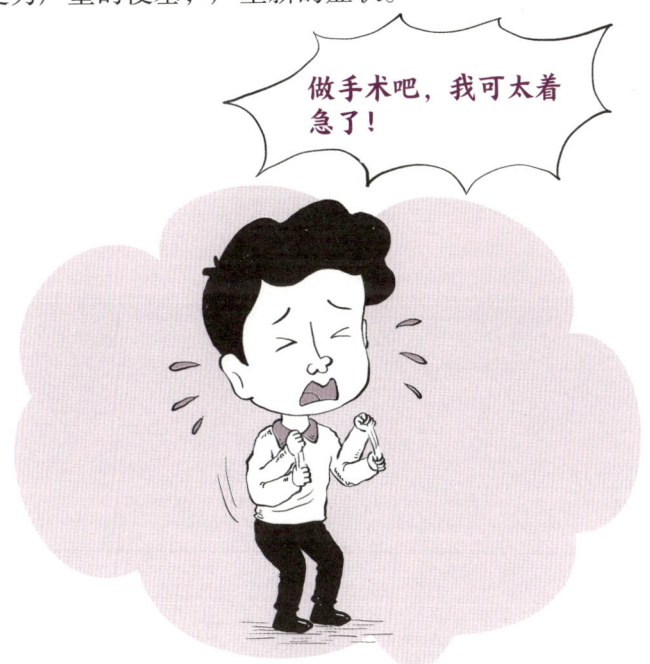

11 当烟雾病遇到脑出血，手术需要怎么做？

针对脑出血急性期的患者，治疗需因人而异。视血肿的大小和位置，医生会考虑保守疗法或手术清除血肿。急性期手术的目的是挽救生命。血运重建手术通常会延迟到病情平稳、血肿完全吸收后，再选择合适的时机进行，这样可以降低手术并发症风险，也有利于脑血管的最佳康复。具体手术时机会因脑血管损伤的严重程度、康复时长以及选定的手术方式等因素而异。一般来说，手术间隔时间为3个月左右。

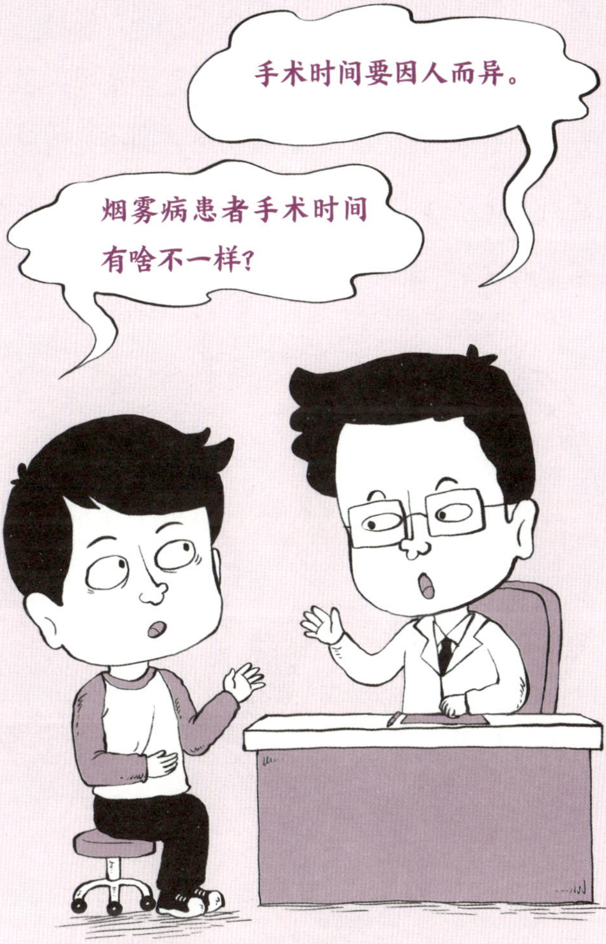
手术时间要因人而异。
烟雾病患者手术时间
有啥不一样？

12 当烟雾病遇到脑梗死，手术是否有问题

对于急性或亚急性脑梗死的患者，立即进行手术可能会增加术后脑梗死的风险。因此，医生通常建议先进行保守治疗，观察 6 周以上，然后根据患者的康复情况，考虑择期进行血运重建手术。手术时机一般在 3 个月左右，以确保手术的安全性和效果。

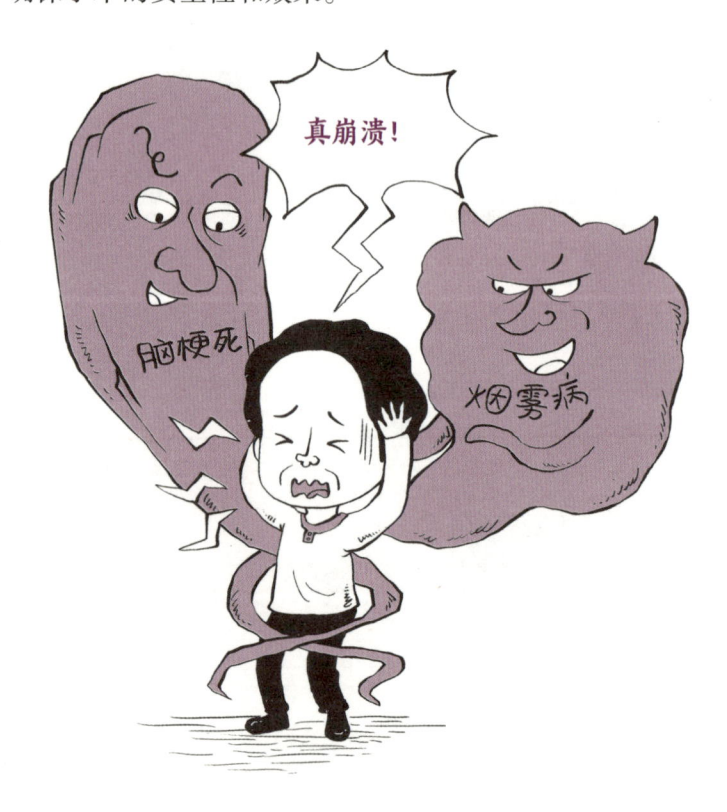

第五章

术前术后,打一场有准备的仗

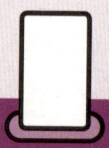

石女士是一位母亲，有一个可爱乖巧的小女儿，一家人生活十分幸福。然而，有一天女儿哭闹之后忽然不会说话了。经过检查发现小女孩患有烟雾病，需要做手术治疗。一听到掌上明珠即将面临痛苦的开颅手术，想到手术的巨大创伤和术后恢复期的困难，石女士心痛不已。手术之前，石女士和家人都非常担心。然而，出乎意料的是，术后女儿恢复得非常快，手术当天就恢复了意识，第二天就可以正常走路了。经过三四天的恢复，孩子可以出院回家了，石女士一家人都非常开心。

手术对烟雾病患者而言，不仅是治疗疾病的关键步骤，更是一场对身心的严峻考验。尤其是开颅手术，它不仅是医疗领域的一项高精尖技术，更是患者与家属心中的一块巨石。在手术前的日子里，无论是患者还是家属，都难免会感到紧张与焦虑，这种情绪几乎是不可避免的。围手术期，涵盖了手术前的准备、手术中的操作以及手术后的康复等多个环节。这段时间，患者不仅需要调整自己的心理状态，还需要正视身体上可能发生的各种变化，这样才能在手术后顺利康复。这一章里，我们将介绍围手术期所需要进行的常规准备与护理要点，帮助大家了解手术前需要进行哪些准备、应该关注哪些情况等。

1 开颅手术，今天还很惊悚吗？

有很多患者听说要做开颅手术就已经开始感到害怕了。但是，现在已经不是中世纪了！开颅手术在近几十年的发展下，已经有了突飞猛进的进步，其安全性比起从前来说大大提高了。在临床工作中，我们发现很多患者认为开颅手术很可怕，是因为他们以为医生将颅骨取出一块后，就不再放回去了，从此脑袋上就缺少了一块骨头，脑袋变得坑坑洼洼的。事实上，现在除了极少数因为特殊原因需要去除骨瓣的患者，大部分开颅手术都会将打开的颅骨复位、固定，恢复颅腔的正常生理结构。虽然去练铁头功是不可以了，但是正常对抗外力、保护脑组织是没有问题的。并且，除了烟雾病的手术，目前在外科术后康复中广泛应用加速康复理念，旨在帮助患者尽快恢复活力。大多数患者在术后一天就可以正常吃饭，甚至下床走路、活动，并不像想象中那么受罪。因此，只要遵循医生与护士的指导，患者是能够又快又好地从手术当中恢复的。

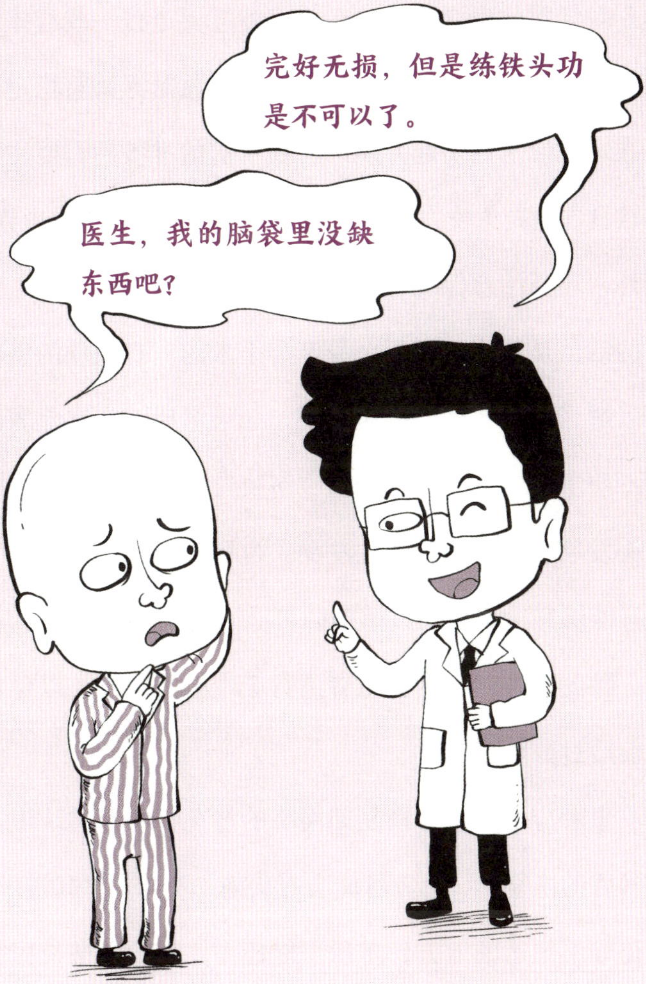
医生，我的脑袋里没缺东西吧？
完好无损，但是练铁头功是不可以了。

2 机会留给有准备的人，做手术也要做准备

对烟雾病患者来说，在手术前需要进行一些身体上的准备：比如，患者需要提前将血压、血糖等调整稳定，避免在术中或术后引起并发症。在术前的准备期，要注意营养饮食、提高免疫力，这样能帮助患者在术后更快地恢复。此外，还要注意保暖，不要感冒，如果发烧或咳嗽、流鼻涕的话，是不能够进行全身麻醉手术的。有条件的患者，可以适当练习在床上排大小便，如果术后因身体虚弱而暂时不能下床，是需要在床上"解决"的。在术前一日，剃完头发后，建议患者洗头洗澡，也可以将耳道清理一下，这样能够减少术后伤口感染的可能。

除此之外，也需要患者进行心理上的准备，以免在手术前后过分紧张。

患者应当对术后恢复期面临的情况有一定的认识。在手术后的恢复期，患者可能会有头痛、头晕、胃肠道不适、便秘等不舒适的地方，术后可能还需要短暂地携带尿管。有一定的心理准备，才能更加顺利地度过术后恢复期。

手术前一天，记得洗头、洗澡哟！

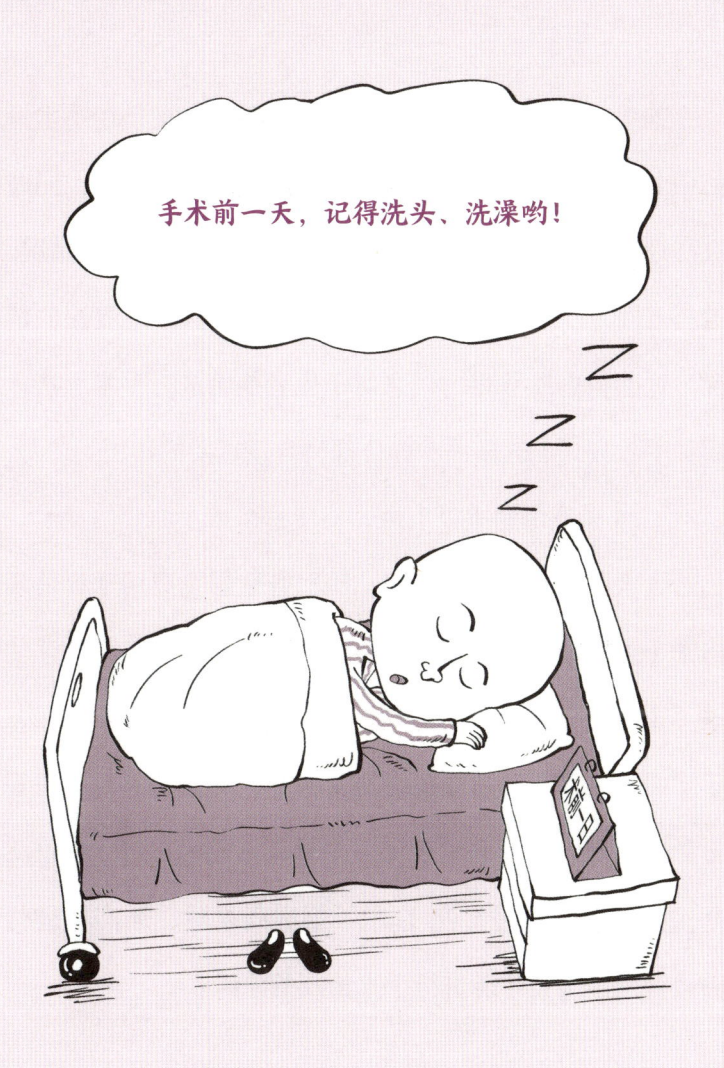

3 CT 和造影可以任选其一吗？

　　脑血管造影与头颅 CT 是两种不同的检查，在手术评估中具有不同的作用。CT 主要用于评估脑部结构，同时进行 **CTA（CT 血管成像）**检查可以筛查脑血管的病变情况，进行 **CTP（CT 灌注成像）**检查可以评估脑血流灌注的情况。这些检查所获得的信息对于患者能否进行手术、选择哪种手术方式、选择手术部位都具有很重要的作用。然而，目前 CTA 检查的精确度有限，对于许多细小血管的显示，仍然大大逊色于脑血管造影。脑血管造影主要用于评估颅内细小血管的情况，其所获得的信息对于手术风险的评估至关重要，会帮助医生判断手术中需要避免的危险区域、手术中需要保留的重要供血血管等。因此，CTA 与脑血管造影在烟雾病患者的术前评估中具有不同的作用，这也就是大多数患者通过 CTA 诊断了烟雾病之后，还需要进行脑血管造影检查才能进行手术治疗的原因。

脑血管造影 VS 头颅 CT

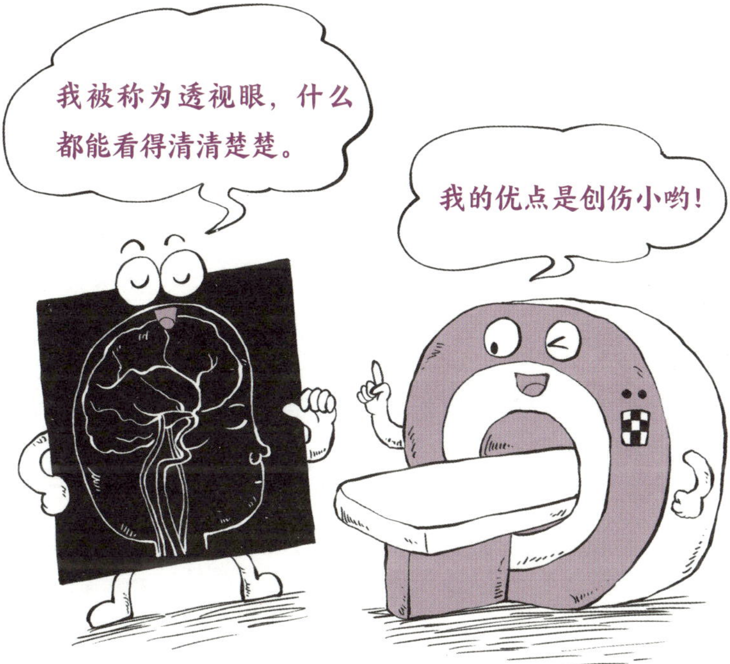

4 脑血管造影会有什么不舒服吗？

脑血管造影是通过在大腿的动脉血管内放置鞘管，从人体的动脉系统中将导管放置在脑血管的入口处，进行的脑部血管检查。在造影过程中，随着造影剂的通过，患者可能会有头痛、头部不舒适的感觉，有的患者还能感觉到一股热流通过脑部，这都是比较正常的感觉。在造影完成后，放置血管鞘的腿部切口处需要进行一段时间的压迫，在此期间应当尽量避免活动该处，以免导致血管愈合不良、引发动脉瘤等。

造影术后，患者还需密切关注身体反应，如有异常不适，如持续头痛、恶心、呕吐或肢体麻木等，应及时告知医生。同时，保持充足的水分摄入有助于造影剂从体内排出。

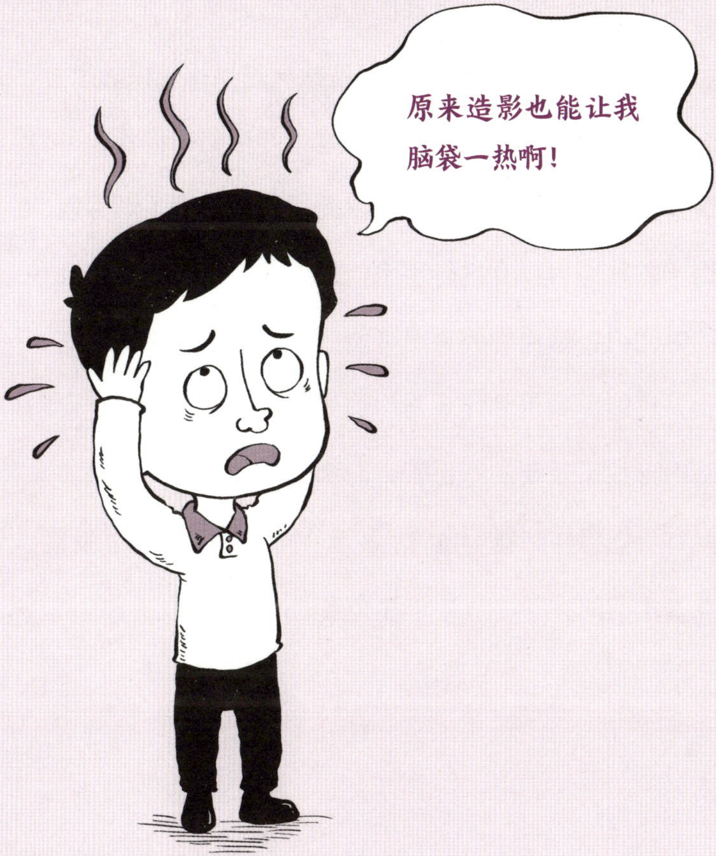
原来造影也能让我
脑袋一热啊！

5 去年做过造影了，为什么手术前还要做？

烟雾病是一种不断进展的疾病，脑内血管处于不断生长、萎缩的动态平衡中。对于某些疾病进展比较快的患者，从脑血管轻度狭窄进展到血管闭塞，产生临床症状，可能只需要几个月到半年的时间。因此，如果确诊了烟雾病，却由于各种原因没有进行手术治疗，在观察的数个月到一年的时间内，脑血管的情况可能已经发生了变化，而这些变化是可能影响手术疗效与增加风险的。比如，在观察期间脑内形成了重要的新血管，而术前不知道这一情况，术中就有可能损伤到新生血管，甚至有可能引发手术并发症。因此，术前的重新评估是非常必要的。

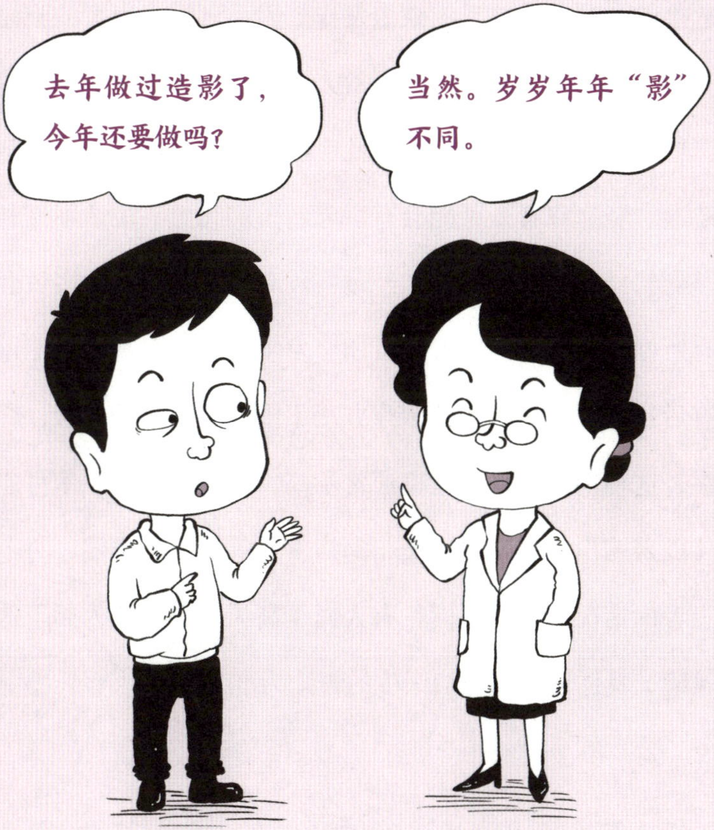
去年做过造影了，
今年还要做吗？
当然。岁岁年年“影”
不同。

6 手术治疗烟雾病，有哪些危险？

烟雾病手术确实存在一定的风险，最常见的，也是最危险的，是手术之后的缺血发作。因为烟雾病患者的脑血流处于不稳定的状态，比正常人要脆弱得多，因此在手术当中与术后极易发生血流紊乱、脑供血不足，从而导致脑缺血。轻症患者，可能会有手麻、手脚无力、说话不流利等症状，并且频繁发作，经过一段时间的适应，大多数会有所好转；严重的患者，可能会发生脑梗死，甚至可能留有后遗症。这是目前的治疗方法不能完全避免的风险，好在，这种情况的发生概率通常不高。除此之外，手术可能伴随着脑出血、伤口感染、癫痫发作等风险。当然，每个患者的情况都各有不同，有人属于高风险，也有人属于低风险，具体还需以主治医生的告知为准。

手术风险，听起来相当可怕！

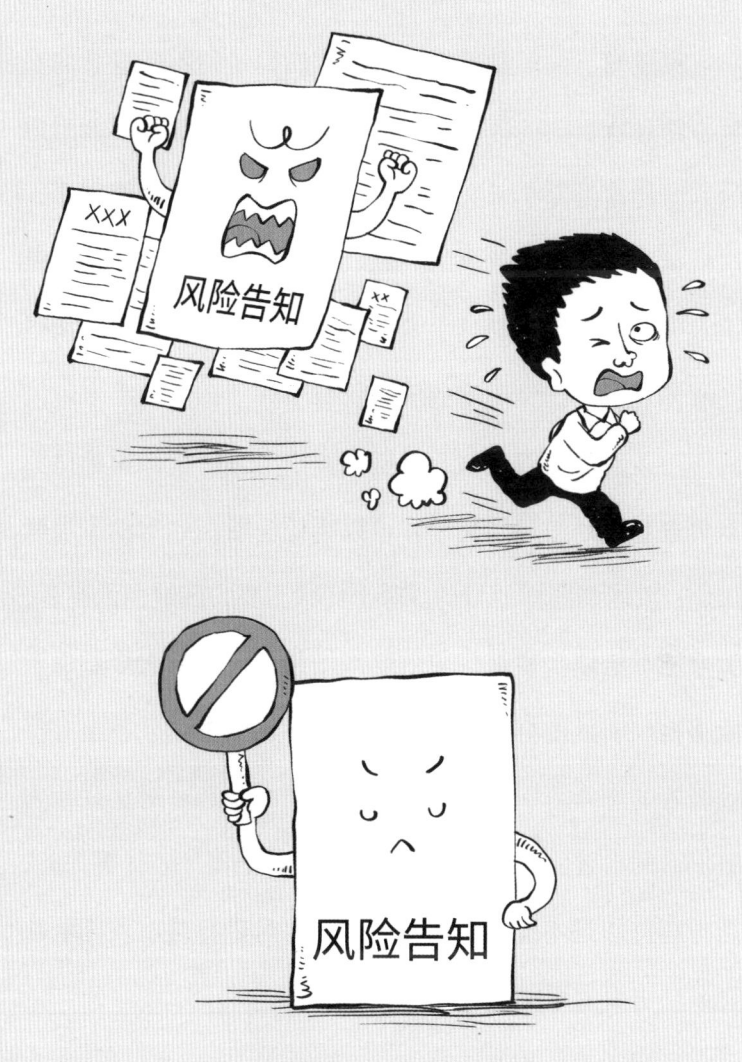

风险告知 ≠ 一定会发生！

第五章 术前术后，打一场有准备的仗 83

7 手术一做,"烟雾"消失吗?

很遗憾,并不是这样的。烟雾病是一种不断进展的疾病,并且就目前的医疗水平而言,烟雾病仍然是不能治愈的。即使在做完手术之后,脑血管的病变仍会继续进展,这是目前医学不能解决的问题。既然如此,为什么还要做手术呢?这是因为通过手术治疗,有可能使患者的症状得到改善。虽然已经闭塞的脑血管修不好了,但是手术可以制作一条新的血管通道,给脑部提供血流,就像田地里原本负责灌溉的河道堵死了,可以再挖一条新的水沟来灌溉田地,以达到同样的目的。对于症状主要为脑缺血的患者,手术能够给缺少血液供应的脑部增加血流量,大多数患者能够得到明显的好转,减少脑缺血症状的发作,甚至有疗效极好的患者可以达到与正常人无异的状态。对于症状为脑出血的患者,手术能够降低再次出血的概率。尽管如此,烟雾病仍然是不能治愈的。因此,术后仍有再次发作脑缺血或脑出血的可能。

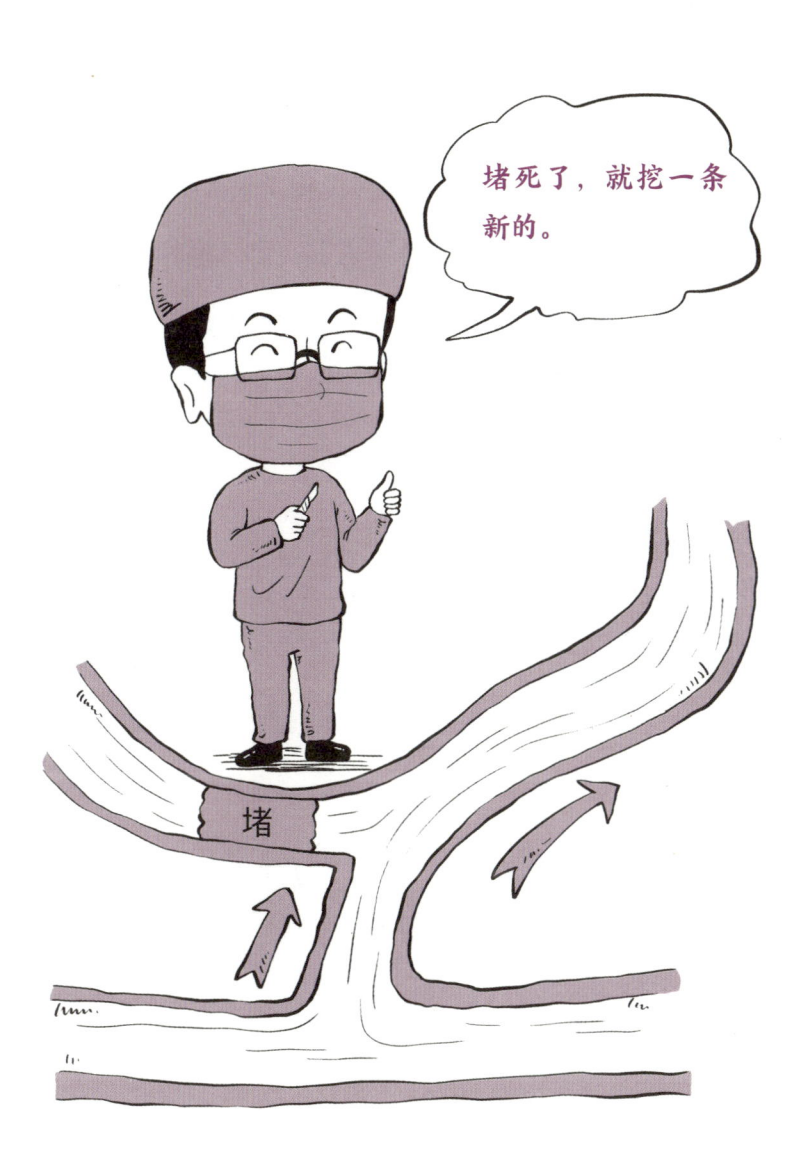

第五章　术前术后，打一场有准备的仗

8 怎么回事，昨天做了手术，今天手还是麻？

就像前面所说的，烟雾病并不是做了手术就能治好的，因此术后仍然可能有症状发作。尤其在术后短期之内，患者可能会在血压波动、血流紊乱等多种因素的作用下，反复发作缺血症状，甚至有可能发生脑梗死。就像田里刚挖了新河道，可能会因水流太少而灌溉不足，也可能会因水流太多而淹了田地，需要一段时间的适应。搭桥手术尤其如此。对于贴敷手术的患者，新血管的生长也需要一段时间，因此在血管没长成的这段时间里，也有可能仍有症状发作。好在这种情况大多只持续一个时期，经过恢复期后，会逐渐减少且病情趋于平稳。因此，刚做完手术后还有症状，也是一件正常的事情。如果出现类似情况，应当及时告知主治医生，并遵医嘱进行休息、观察或治疗。

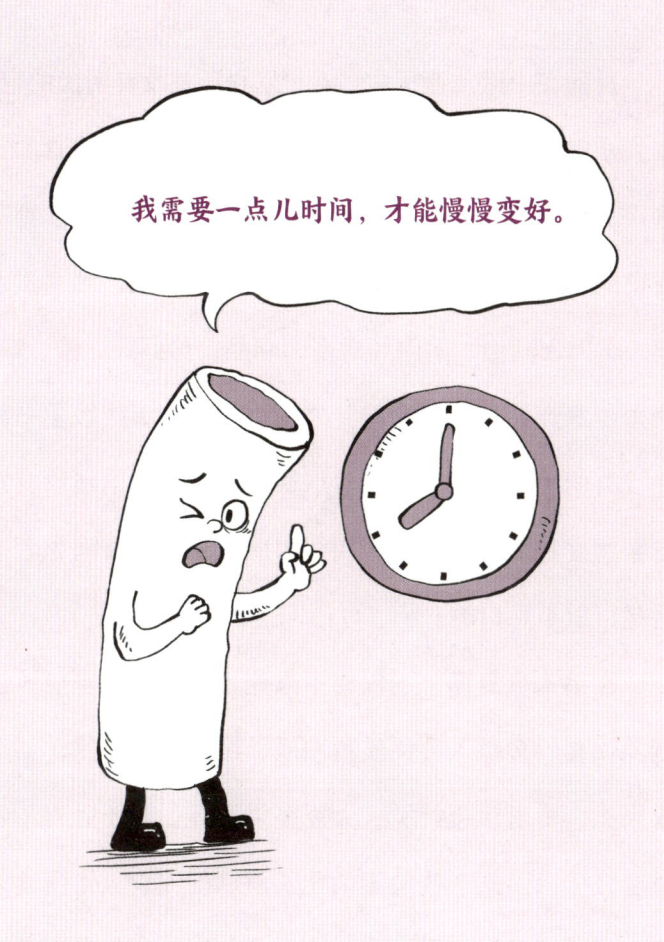

9 手术恢复期,"发物"能吃吗?

目前在中医或西医中,对"发物"并没有明确的定义。在大众概念里,发物通常是指吃了之后会诱发或者加重某些疾病的食物。那么,具体哪些食物可以归类为发物呢?在民间认知中,从姜、花椒、胡椒等调味品,到鸡蛋、牛奶、羊肉、狗肉、鹅肉等禽畜肉制品,再到虾、蟹、鳝鱼、螃蟹等水产品都有"发物"之嫌。然而,历代医学书籍中并没有明确的归纳总结。对烟雾病来说,目前还没有发现有哪些食物能够加重烟雾病。因此,对于烟雾病患者,术后是可以不忌口的。

在手术恢复期,不仅要摄入充足的热量,也应该注意营养饮食,多摄入含优质蛋白质、维生素的食物,如蔬菜水果类、畜禽鱼蛋奶类、大豆坚果类等。对于肠胃不好的患者,可以多吃一些易于消化、质软的流食、半流食等,帮助胃肠道度过术后的恢复期。总的来说,只要不是过敏性食物,或者过热、过辣、过于刺激的食物,都是可以吃的。

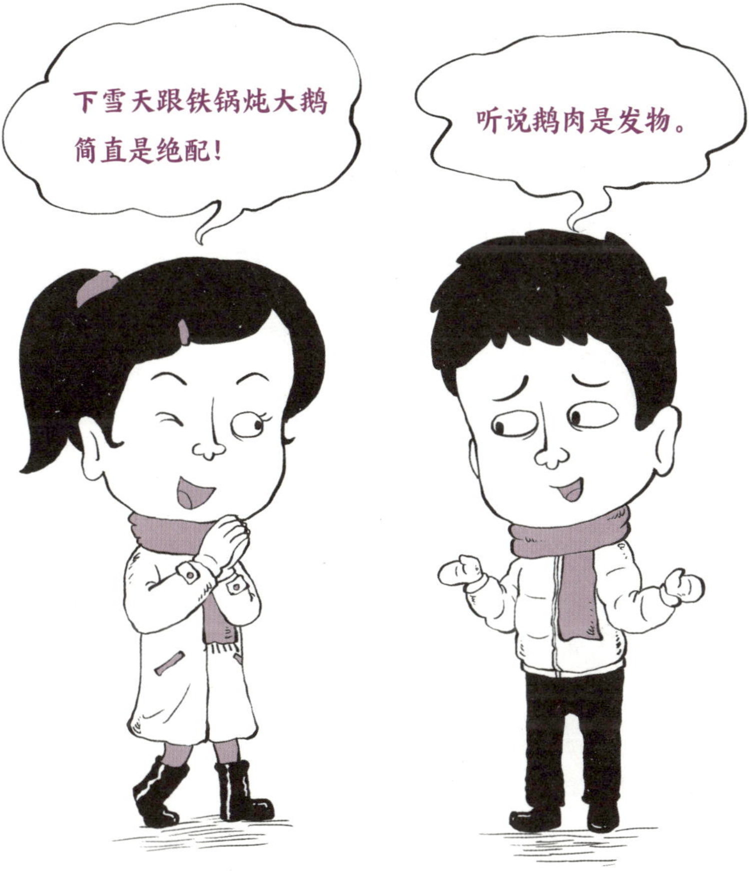
下雪天跟铁锅炖大鹅
简直是绝配！
听说鹅肉是发物。

10 手术后，几天能恢复意识？几天能走路？几天能拆线？通通想知道

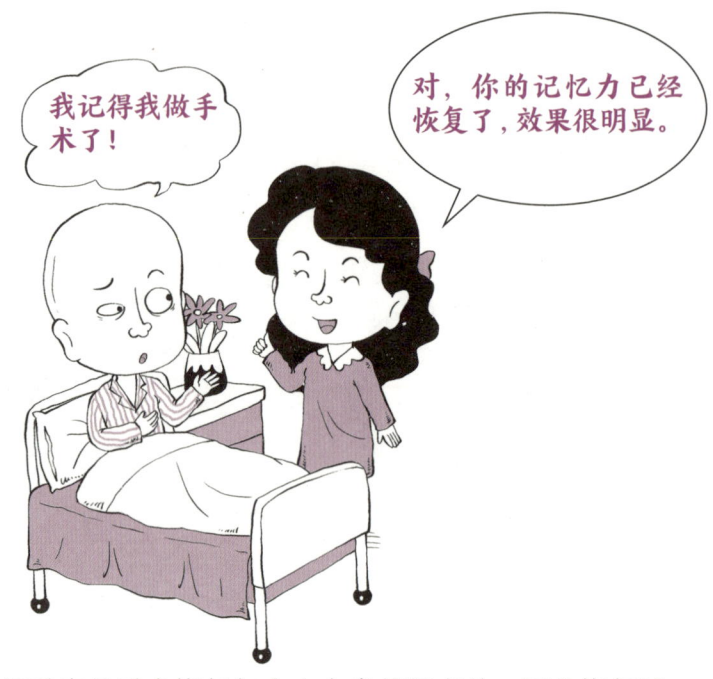

烟雾病的手术恢复与个人自身状况有关，因此恢复过程也因人而异。头部的手术切口，大多数 5~7 天即可拆线。如遇到伤口积液、伤口感染等特殊情况，需要适当延长拆线时间。

麻醉苏醒后患者即可恢复意识。术后 1~3 天即可下床走路。患者在手术后 6 小时内禁止进食，6 小时后可根据自身状况逐步恢复饮食。

11 术后的瘢痕有多大,可以让它隐身吗?

手术切口的设计需要考虑脑缺血范围、头皮血管走行等多种因素。通常来说,烟雾病不主张做微创手术,因为切口的范围越大,能够选择的搭桥部位就越多,越有可能达到最好的效果。手术的切口虽然可能比较长,但是医生在设计手术切口时会尽可能将其规划在发际线以内。等到头发长出来以后,就可以盖住切口,从外观上看与正常人无异。

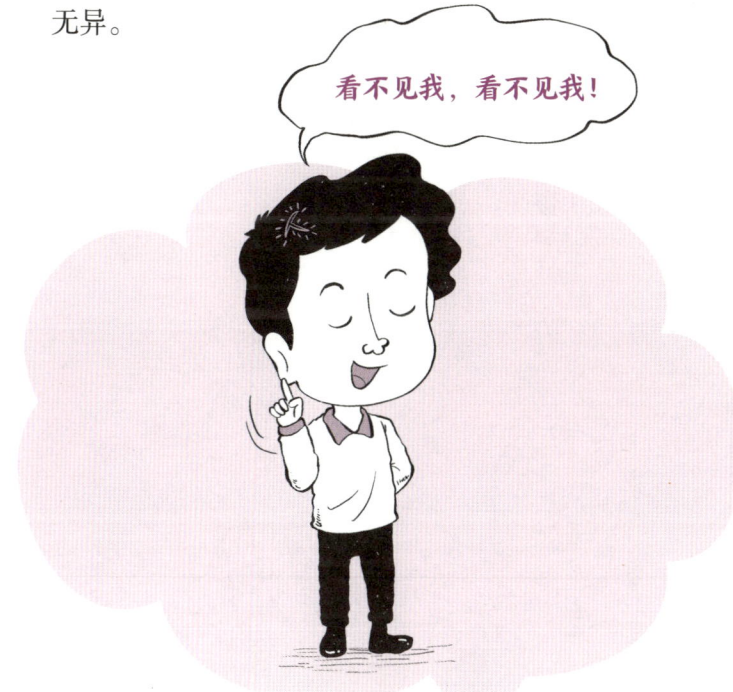

12 经历过烟雾病手术的脑袋瓜要怎么呵护？

在离开医院之后，大多数患者已经完成拆线。拆线后，可以开始洗头，但是要注意使用温和的洗发水，并且不要用力揉搓，以免刺激手术切口处。此外，应当尽量避免接触切口。除非有医生指导，否则不要在切口上使用任何药物或护肤产品。手术后 4 周内注意不要将切口浸泡在水里（游泳、泡澡等），还要避免染发或烫发。

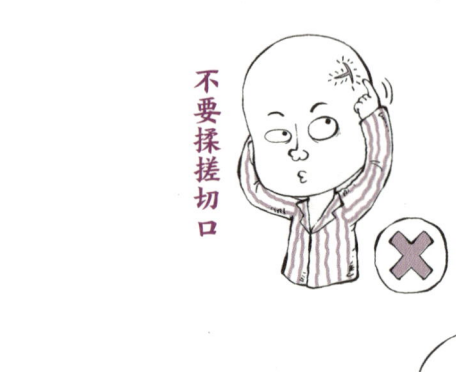

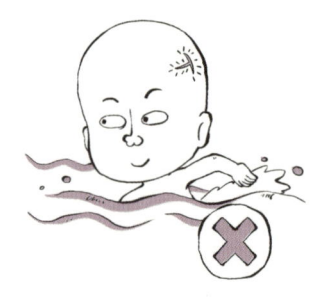

13 复查就是反反复复查，多久查一次？

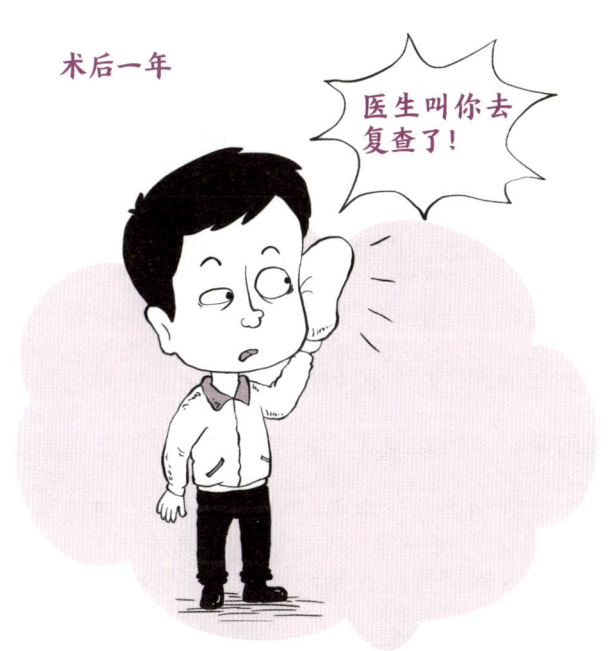

术后一年

医生叫你去复查了！

手术之后，应当在 3~6 个月进行复查。经过 3 个月，搭桥血管趋于稳定，贴敷手术的血运生长也基本完成。由于烟雾病多为双侧病变，复查时也要同时评估另一侧是否需要进行手术治疗。此后，如果患者恢复良好，原有的症状不再发作，可以每 1~2 年进行一次复查。需要注意的是，如果患者有新的症状发生，可能是疾病有了新的进展，应当注意及时进行检查和治疗。

14 手术之后，可以动，但不可以乱动

  手术后尽快下床活动是很重要的，能够帮助患者更快恢复，避免出现血栓或肺炎等问题。实际上，现代神经外科提倡快速康复理念，在患者自身允许的情况下，在术后一天或两天即可下床活动。如果患者身体较为虚弱，也提倡在床上坐起活动，尽量避免长时间卧床。如果患者自己活动较为困难，可以在家人、护工的帮助下下床走路。术后 4 周内避免剧烈活动，患者可以通过散步来锻炼身体。手术 4 周后，可根据情况开始慢慢恢复正常的运动习惯。如果做得太多太快，可能会感到头痛或疲劳。术后 8 周内不要做任何可能增加头部创伤风险的运动（如滑雪、单板滑雪、山地自行车、身体对抗性运动等）。骨头需要 6~8 周才能愈合。

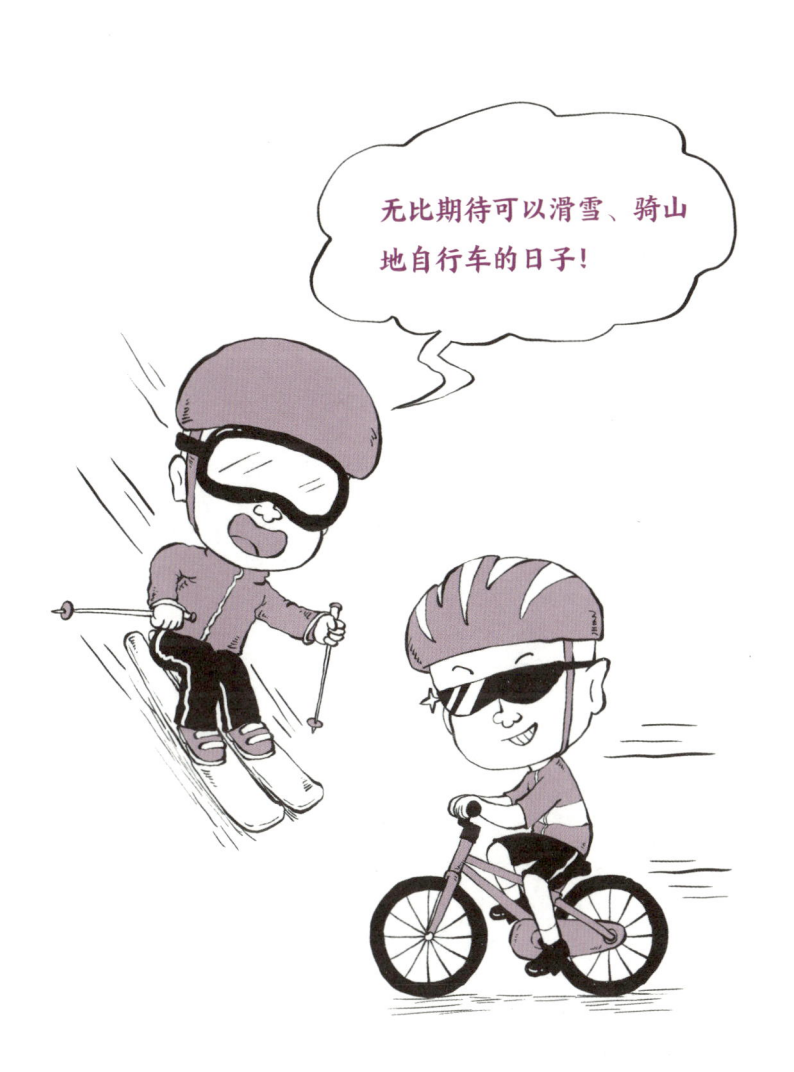

第五章　术前术后，打一场有准备的仗

15 手术遇到便秘怎么破？

便秘是一种常见的术后反应，很多患者都会经历。术后便秘大多是在麻醉、活动减少、术后应用药物、颅脑手术带来的胃肠道反应等因素的综合作用下引起的。在饮食中增加新鲜水果和蔬菜、富含膳食纤维的食物能够帮助患者改善便秘症状。如果通过饮食调节效果不佳，也可以应用少量的乳果糖等缓泻剂；或使用开塞露、灌肠剂等帮助排便。注意在术后短期之内，要尽量避免排便时用力过猛。

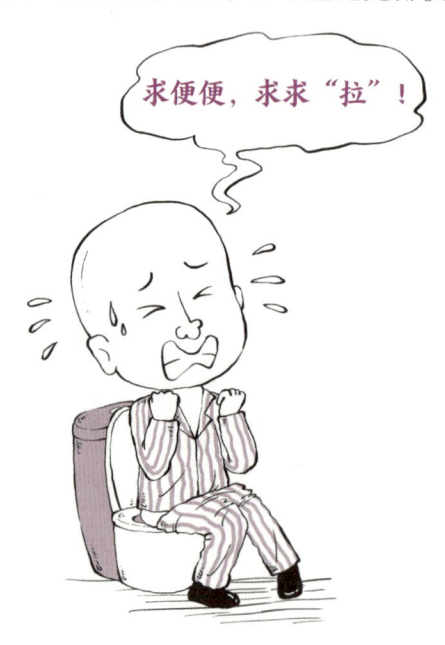

第六章

急性发作有应对

董先生刚过50岁的生日，最近身体不太舒服，连续几个月总感觉头晕，有时工作久了还会感觉双手麻木无力。董先生觉得可能是自己年龄大了，或者是颈椎病犯了，便没有特别在意。有一天在家看电视的时候，董先生突然右侧身体不能动，而且还说不出话来，他的妻子和孩子赶紧带他到医院。经过检查，我们发现董先生患了急性脑梗死，原因是董先生患有烟雾病。烟雾病虽然多数是缓慢进展的，但因为症状隐匿，不易引起重视，因此也不乏急性发作的情况出现，尤其是脑梗死、脑出血等危重的发作，严重地影响患者的健康与生活质量。我们告诉董先生的家属，董先生所患的烟雾病需要做脑血管搭桥

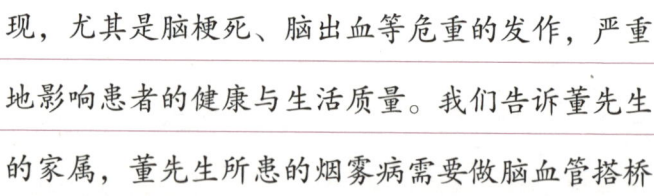

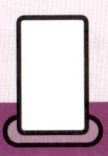

手术来治疗，但是目前不能立刻进行手术，需要等脑梗死的急性期过去才可以。董先生的家人非常担心，尤其害怕他会留下偏瘫的后遗症，以后生活再也不能自理，但是又不知道现在应该怎么做才能降低后遗症的风险。这一章里，我们着重介绍烟雾病急性发作的情况与一些相应的应对策略以及对于出现严重脑梗死、脑出血的患者，如何尽可能地帮助他们恢复神经功能、回归正常生活，希望能为大家答疑解惑。

1 烟雾病患者中风预警看这里

在严重的脑缺血、中风发作之前,有时大脑会发出一些提示信号,就像在呼喊"救命"一样,医生称之为"短暂性脑缺血发作"。短暂性脑缺血发作是因为突然血流不足、脑子"短路",它的特征是只持续几分钟到几小时,一段时间之后会恢复正常。一些典型的表现包括:①突然之间说话不清楚或者说不出话来;②一侧脸感觉皮肤麻木,四肢突然麻木或没力气、不能活动;③突然间视线模糊、眼前一片漆黑或者两只眼睛看东西不一致;④走路不稳、站立不稳或者身体不协调;⑤突然头晕或者晕倒;⑥突然剧烈头痛。这些都可能是中风前的警告,如果还伴随其他异常感觉,应该及时就医。早发现、早治疗,对于避免中风的发生非常重要。如果是烟雾病患者,建议定期去医院复查,监测脑血管狭窄的变化,这样才能降低发生中风的风险。

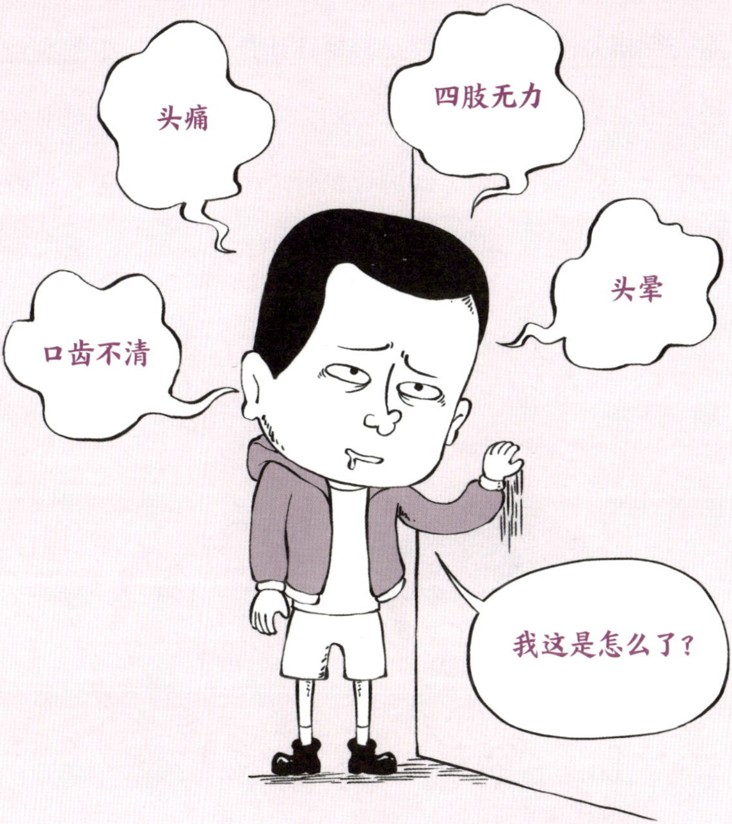
头痛
四肢无力
口齿不清
头晕
我这是怎么了？

2 烟雾病和中风狭路相逢，先治谁？

如果烟雾病患者突发中风，应当就近、及时治疗，并需进行相关检查，以判断是脑梗死还是脑出血，根据病情进行相关治疗。在卒中的急性期，主要针对中风进行对症治疗，一般不针对烟雾病进行血管搭桥等手术。等到患者的病情平稳之后，再针对病因进行治疗。

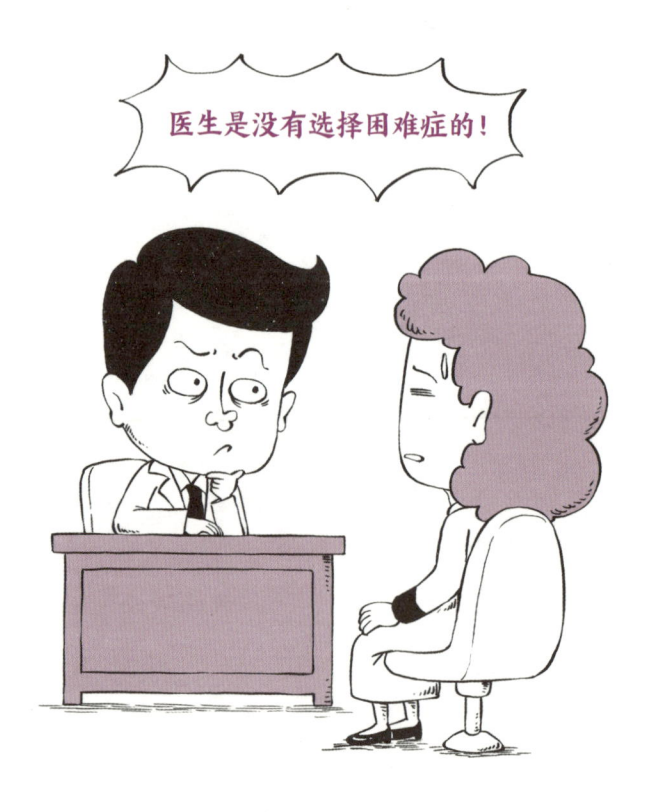

医生是没有选择困难症的！

3. 急性康复期中风的后果有多严重，能做点儿什么？

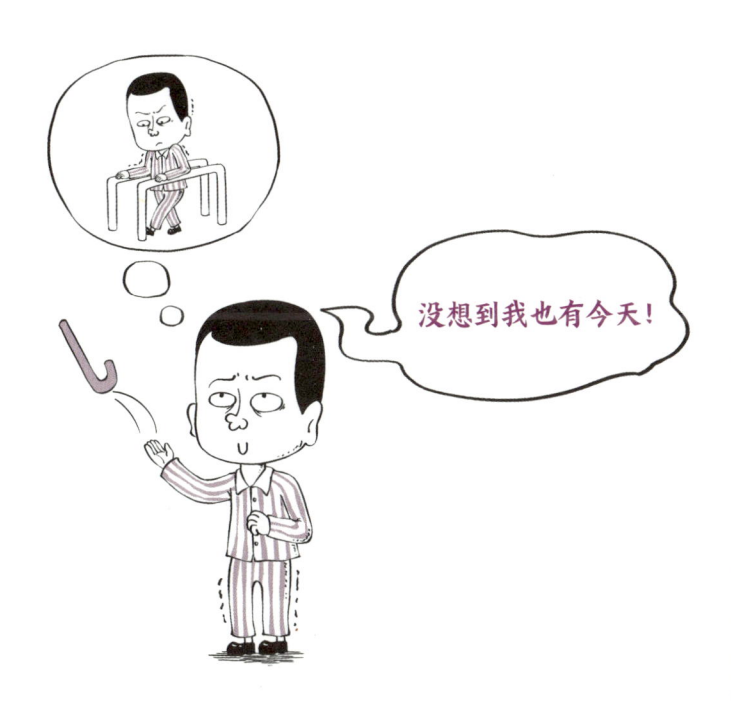

脑卒中，也就是大家所说的中风，大多数患者都会有后遗症，严重的后遗症包括手脚的活动障碍、不能说话、听不懂别人说的话、偏瘫等。很遗憾，脑卒中留下的后遗症是很难完全恢复的。但是，如果能尽早进行康复治疗，可能对相关症状的恢复有所帮助。因此，脑卒中患者在脱离生命危险、病情趋于平稳之后，应当尽早在康复科医生的指导下进行功能锻炼，这样才能减少后遗症。

4 多喝热水不玩虚的，真管用

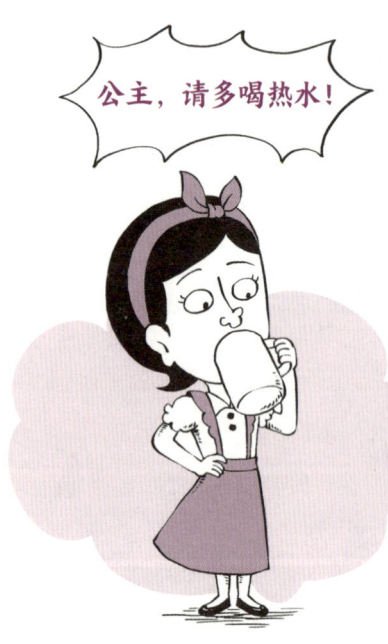

公主，请多喝热水！

烟雾病患者的脑缺血症状，很大一部分是体液量减少、脑灌注不足导致的，尤其是在激烈运动、大量出汗之后，容易发生缺血症状。因此，烟雾病患者日常需要避免大量出汗的活动，注意体液量的维持，及时补充水分。所以，"多喝热水"这句老话对烟雾病患者来说，还真是有用的。但是并不建议喝非常热的水，温水就可以了。除了喝水，也可以饮用一些电解质饮料等，同时补充水分和离子等。

5 患者"抽风"了，我该怎么办？

抽风即癫痫发作，在烟雾病患者中也属于小众症状。其发生一般来说有两种原因：一种是单纯的癫痫发作，另一种是突发脑梗死或脑出血而导致的癫痫发作。通常情况下，如果患者出现意识丧失、跌倒、呼之不应、四肢抽搐的情况，家属需要保持冷静，让患者就近平躺在地上或床上，避免摔伤、咬伤舌头，注意维持患者呼吸道的通畅即可。这种癫痫发作都是自限性的，大多数在一两分钟之内就会停止抽搐。简单来说，就是让患者安静地抽一会儿就好了。在患者抽搐过程中，不要用力去掰患者僵硬的肢体、掐人中等，以免患者受伤。在抽搐结束后，很多患者会有意识不完全清醒、呕吐等症状，需要过一会儿才能恢复正常，这时可以将患者的头侧向一边，避免被自己的呕吐物呛住，发生危险。在此过程中，家属应当拨打120联系急救等，将患者及时送往医院进行相关检查与治疗。极少数的患者会出现癫痫持续发作的情况，有可能会因呼吸肌痉挛产生窒息而危及生命，因此务必要及早送医治疗。

"抽风"：病因不同，结果也不同。

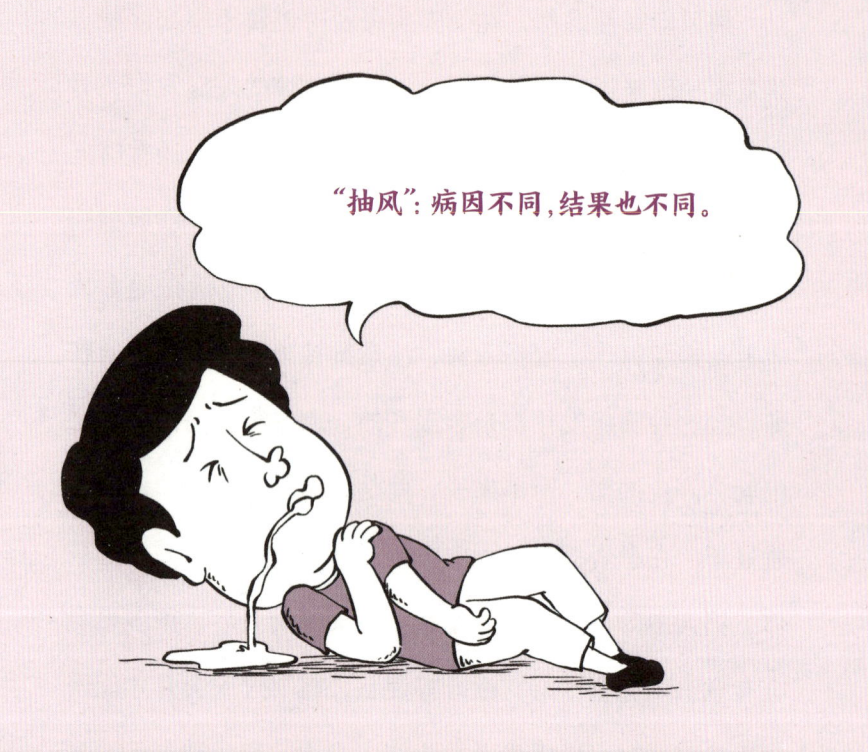

第七章

女性与儿童：这些问题不太冷

张女士结婚两年，与丈夫十分恩爱，婚后很快有了爱情结晶，十月怀胎终于快生下可爱的宝宝了。不幸的是，在生产过程中，张女士突然感到头痛剧烈，同时左侧的胳膊活动不利，在医疗人员的帮助下，宝宝顺利地来到人间，而张女士经过治疗也转危为安。住院期间的检查发现，张女士在生产过程中发生了脑出血，原因是她患有烟雾病。但是因为此前没有任何症状，所以张女士并不知道她一直患有这种疾病。来到我院进行治疗后，张女士认识了不少与她年龄相近的女性，才知道这样的发病过程对于女性烟雾病患者来说并不罕见。

女性和儿童烟雾病患者会遇到一些男性和成

年患者不会遇到的问题。这些问题非常重大，却又难以回答，甚至被忽视，但是随着近年来对女性和儿童烟雾病患者的关注度提高、相关研究的增加，我们所能解决、回答的问题也越来越多。这一章中，我们将对曾遇见的、所了解的女性与儿童烟雾病患者独有的问题进行讲解，真诚地希望随着科学的发展以及我们的不懈努力，让女性与儿童烟雾病患者受到更多的重视，问题得到更好地解决。

1 来例假会导致烟雾病症状发作，是真的吗？

烟雾病是一种慢性疾病，当供给大脑的血流量严重下降时便可能引发症状。月经期间，人体的血液总量会有一定程度的下降，同时性激素水平的变化也会导致流向大脑的血流量减少。以上种种便是例假期间烟雾病容易发作的原因。因此，患病女性在月经期间应尤其注意保养身体，避免症状发作加重。

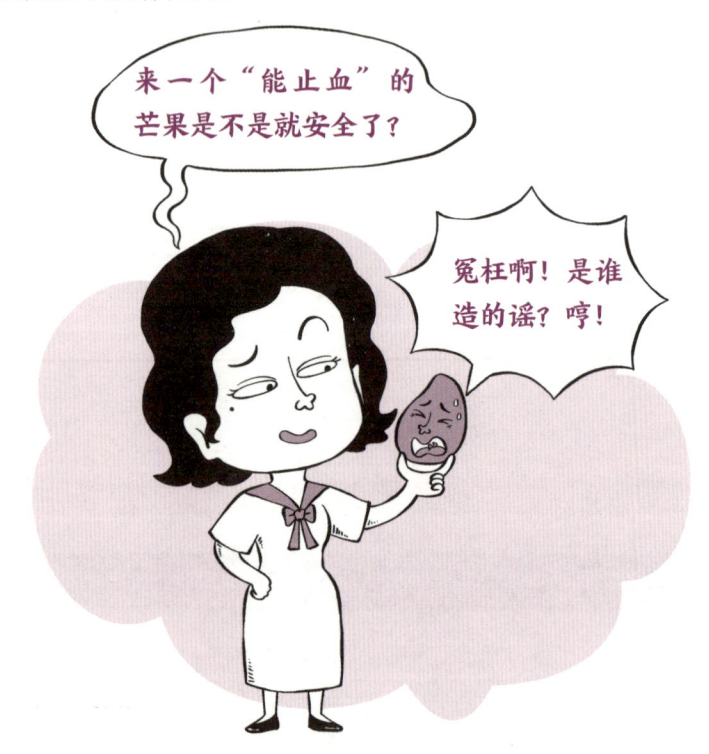

2 得了烟雾病不敢生孩子，没必要！

烟雾病患者一样可以正常怀孕，但是怀孕确实可能对烟雾病母亲产生一定的影响。怀孕后意味着妈妈需要将自己的一部分血液、营养等物质分给胎儿，可能会对母亲产生一定的影响；生产过程中会有剧烈的血压、颅压波动，也可能会引起烟雾病症状发作。事实上，有不少女性是在妊娠或生产过程中出现脑缺血或者脑出血的症状，才被确诊为烟雾病的。因此，如果患有烟雾病的女性计划怀孕，应与包括神经科医生和产科医生在内的专业人员讨论注意事项和潜在风险，以确保妈妈安全怀孕，胎儿健康生长。

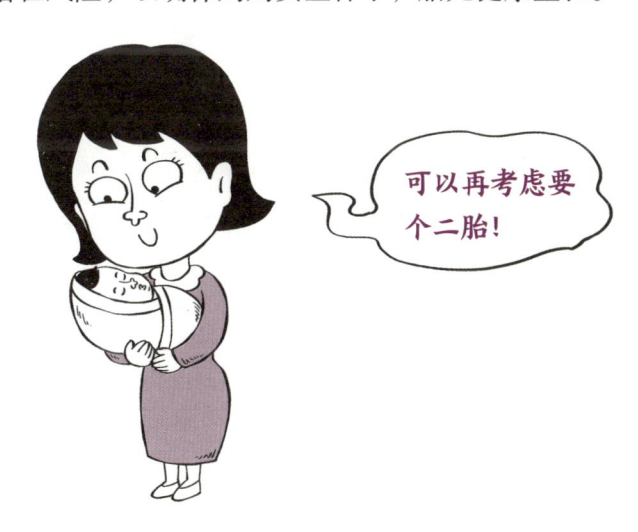

3 妊娠与生产是否会加重烟雾病发作的风险?

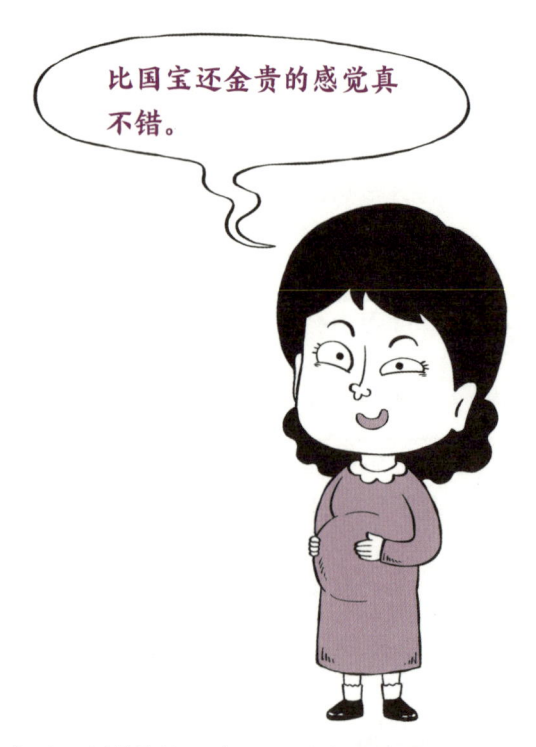

> 比国宝还金贵的感觉真不错。

如上面所说的,有不少女性是在怀孕生子的过程中发生脑梗死或者脑出血的,因此才被确诊为烟雾病。由此可以推测,妊娠与分娩可能增加烟雾病患者的风险,引起症状发作。但是,也有研究表明,经过规范管理的患者,在科学的保障下能够安全生产。因此,我们建议患有烟雾病的女性在围产期密切监测,以确保母亲与胎儿的安全。

4 怀孕期间可以检测胎儿是否患有烟雾病吗?

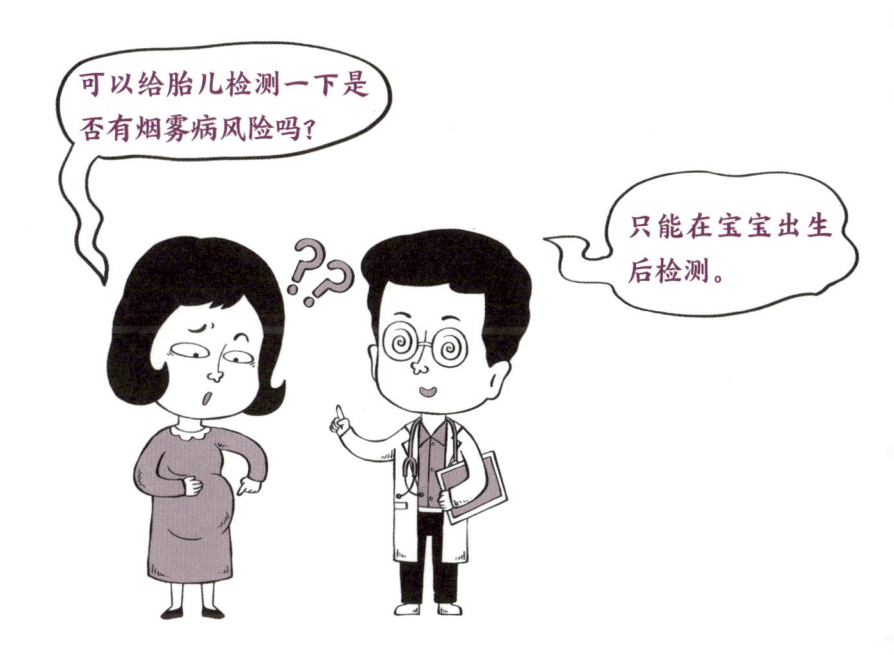

可以给胎儿检测一下是否有烟雾病风险吗?

只能在宝宝出生后检测。

目前,没有专门用于诊断怀孕期间胎儿烟雾病的常规产前检查。婴幼儿烟雾病的诊断方法主要依靠出生后进行 MRA+MRI 检查。目前已发现一些烟雾病的易感基因,如果父母亲患有烟雾病,可以在专业的遗传咨询门诊寻求帮助,尤其是对于一些家族性烟雾病患者,必要时可以进行基因检测。需要注意的是,此项检测仅是对于现有已知的烟雾病易感基因而言的,并不是携带者一定会发展为烟雾病。

5 父母亲有烟雾病，需要给宝宝做检查吗？

烟雾病可能具有一定的遗传性，也存在一定的家族聚集性表现。父母如果是烟雾病患者，要警惕遗传给孩子的可能。可以通过磁共振血管成像（就像是用特殊相机在黑暗中捕捉流动的彩色沙子的轨迹，形成血管的图像，帮助医生看清血管的样子，判断健康状况）或经颅多普勒超声等无创手段定期给宝宝进行筛查。

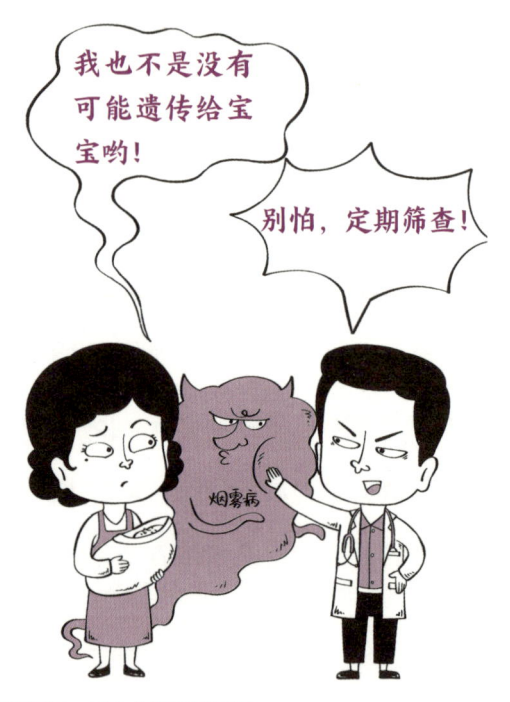

6 儿童会患烟雾病吗？

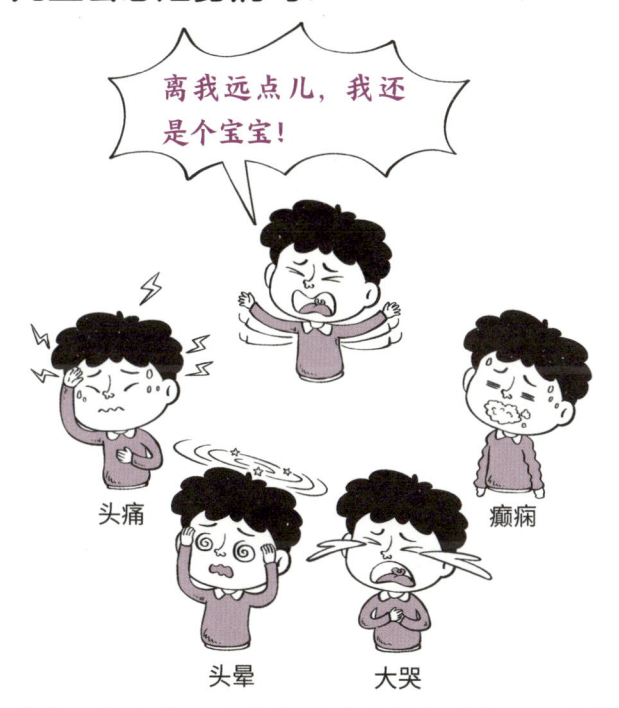

离我远点儿，我还是个宝宝！

头痛　　癫痫
头晕　　大哭

当然，儿童是烟雾病主要殃及的人群之一！多数患有烟雾病的小朋友是在 5~10 岁时出现症状并被确诊的。儿童患者常常会表现出脑缺血的症状，特别是在进行过度呼吸后，比如大哭、吹乐器、吃热食等。这些症状可能包括胳膊或腿的活动不利、说话不流利、癫痫发作、头痛、头晕等。对于反复出现脑缺血症状的患者，可能会出现严重的脑萎缩，这会导致智力或精神障碍。儿童患者还可能出现注意力不集中或多动症等问题。

7 烟雾病会影响孩子发育吗？

烟雾病虽然罕见但较为危险，会影响大脑近 2/3 区域的血液供应。对儿童来说，这可能对他们的脑发育产生影响，阻碍学习、行为和认知能力的发展。也可能让他们记忆力减退、说话困难。此外，反复的缺血性脑卒中或出血也可能损害儿童的认知功能，影响智力发育。烟雾病还可能影响儿童的运动能力，包括肢体无力、运动协调困难等，影响日常活动。儿童的成长可能会受到这个病的阻碍，所以要特别警惕。

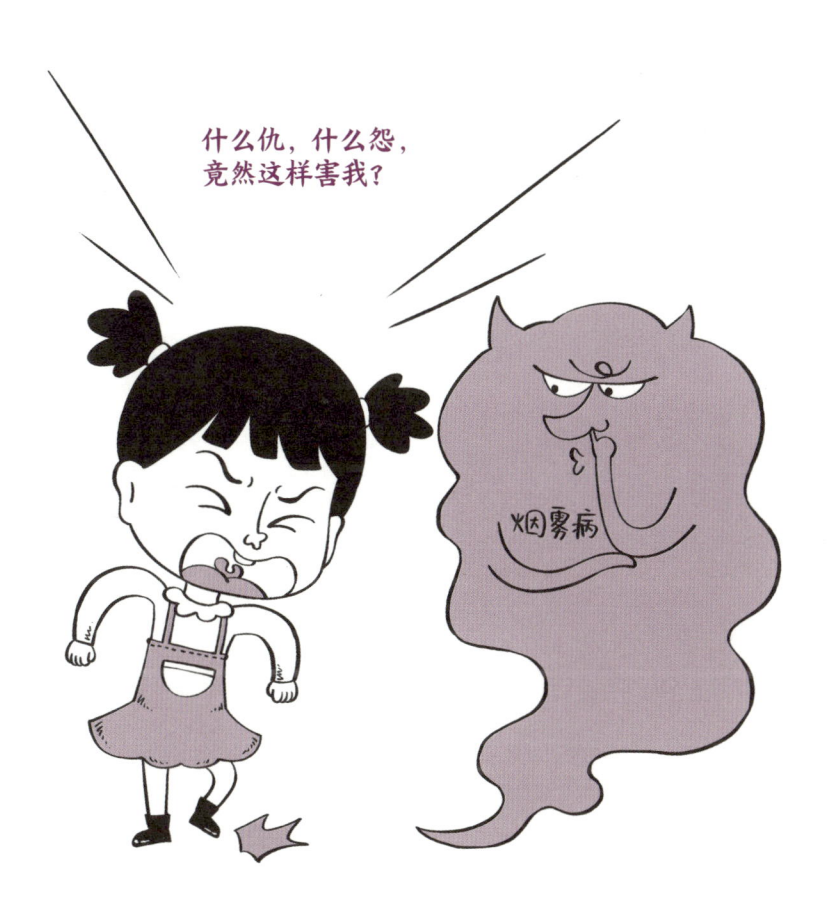

第七章 女性与儿童：这些问题不太冷

8 为什么间接血运重建术对儿童患者更友好？

直接血运重建术是一种复杂的手术方式，需要花费相对较长的时间。在这种手术中，医生会将颅外血管与颅内血管直接吻合，但对烟雾病患儿来说，这些动脉通常比较细小、脆弱。这使得手术难度和风险显著增加。

间接血运重建术能够促进大脑表面和供血组织之间的自然血管生成。现在有多种间接重建手术方式可供选择。对儿童患者来说，这种间接血运重建术更为适合。因为儿童正在生长发育阶段，他们自发血管新生的潜力比较强。这种手术方式最大限度地避免了临时阻断皮质血管和过长麻醉时间可能引起的脑部局部缺血问题，也减少了相关并发症的发生风险。

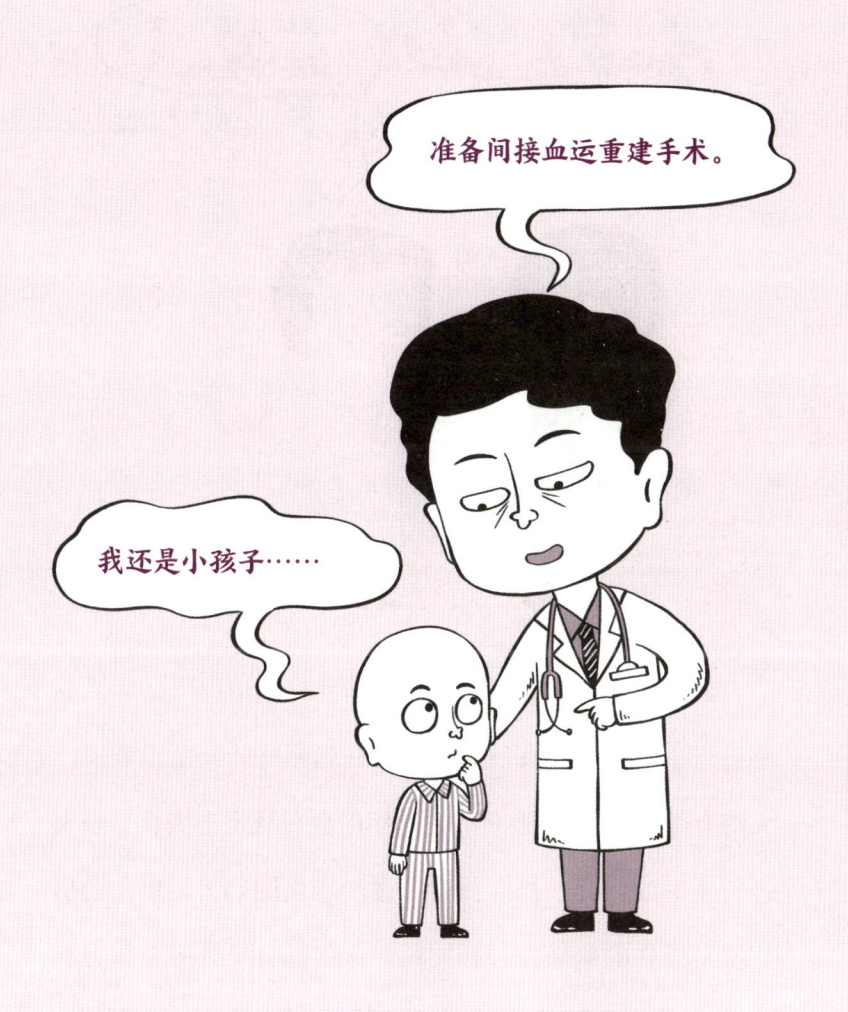

9 如果孩子得了烟雾病，可以保守治疗吗？

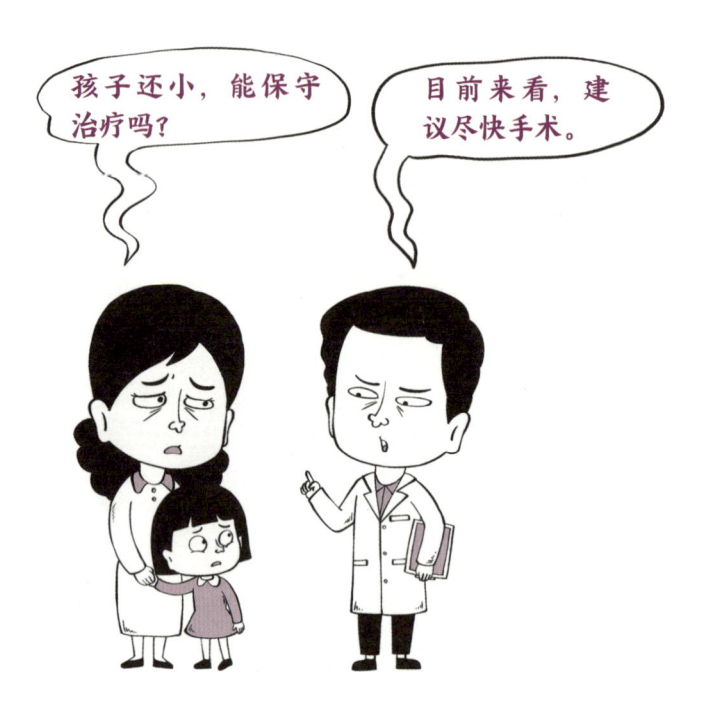

> 孩子还小，能保守治疗吗？

> 目前来看，建议尽快手术。

如果孩子得了烟雾病，在病情允许的情况下，应当尽早进行手术治疗。有研究发现，在烟雾病的儿童患者中，大约有36%的人在诊断后的5年内会有病情进展。如果不进行正确的治疗，长期预后有逐步恶化的趋势，患儿会出现反复发作的脑缺血、脑梗死，这些都会导致患儿智力和生活能力不可逆转的下降！对于年龄较小的患儿，应该尽早干预、尽早治疗。

10 烟雾病宝宝能上体育课吗？

可以！虽然生病了，但是烟雾病宝宝也希望能和小朋友一起愉快地玩耍，如果不让他们玩儿岂不是太可怜了。在经过适当的治疗，症状不再频繁发作的时候，我们认为烟雾病患儿可以进行一些适量的体育活动，但应该注意运动强度不宜过高，避免一些过于激烈的、容易导致大量出汗的运动，因为大量出汗可能诱发缺血症状。因此，只要适当注意，宝宝是可以和同学们一起上体育课的。

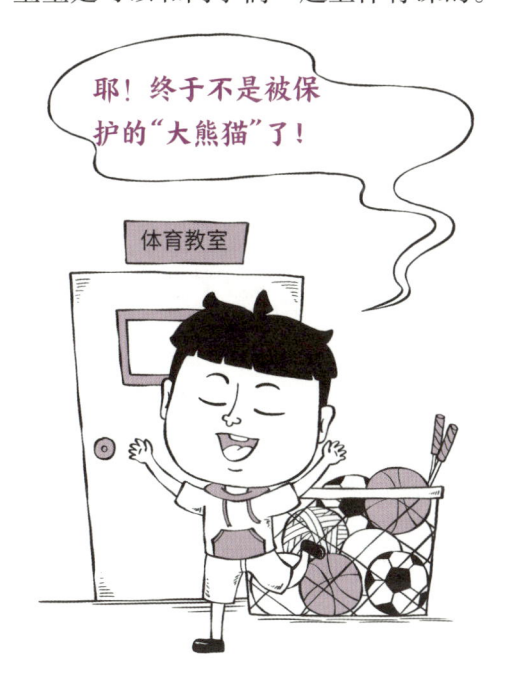

11 烟雾病儿童，长大后能够正常结婚生子吗？

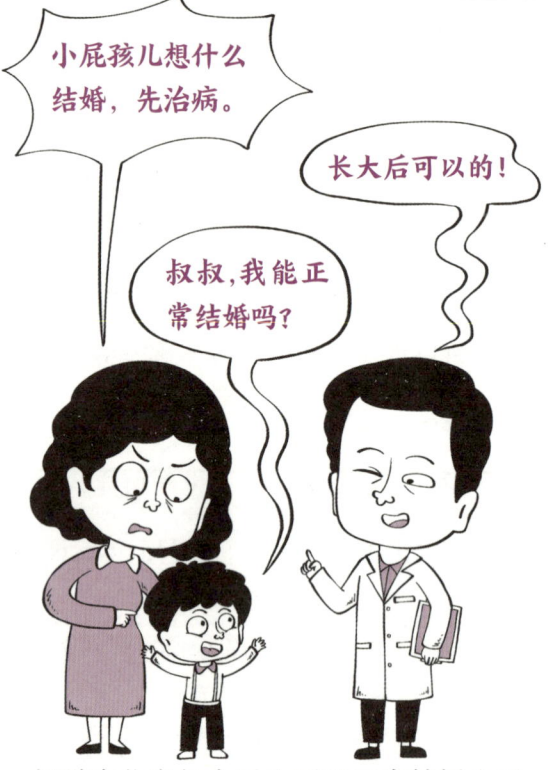

是的，烟雾病儿童长大后也可以正常结婚生子。烟雾病不会对生殖系统产生影响。但是应当注意，烟雾病是具有一定遗传性的。因此，应当对孩子进行定期的筛查。此外，因为怀孕和分娩会给心血管系统带来额外的压力，患有烟雾病的女性可能需要额外注意，以确保安全怀孕和分娩。但是总的来说，烟雾病患儿长大后，也可以像正常人一样结婚生子。

第八章

烟雾病保健小常识

当许多患者即将结束在医院的治疗，踏上归家的旅程时，他们心中常常充满疑问：医生，我回家后需要注意些什么呢？有什么药物能帮我预防烟雾病再次发作吗？虽然现代医疗技术已经使得烟雾病患者在手术后能够重返正常生活，但我们必须认识到，日常生活中的保健同样重要，它对于维护患者的健康状态具有不可忽视的作用。

在本章中，我们将就烟雾病患者出院后日常生活中常问的问题，给出相应的解答，帮助患者更好地理解如何在家中进行自我护理。首先，关于药物的使用，我们建议患者遵循医生的建议，按时服药，不随意增减剂量。同时，要定期到医院复查，以便医生根据病情调整治疗方案。其次，在生活习惯上，患者需要注意饮食的均衡与营养的摄入，避免过度劳累和情绪波动。此外，保持规律的作息和适当的运动，对于增强身体免疫力、减少症状发作具有重要意义。

通过本章的学习，希望能够让患者明白，只要在日常生活中多加注意，便能够在很大程度上改善烟雾病的发作情况，回归正常的工作和生活。

1. 有没有灵丹妙药可以防止烟雾病发生？

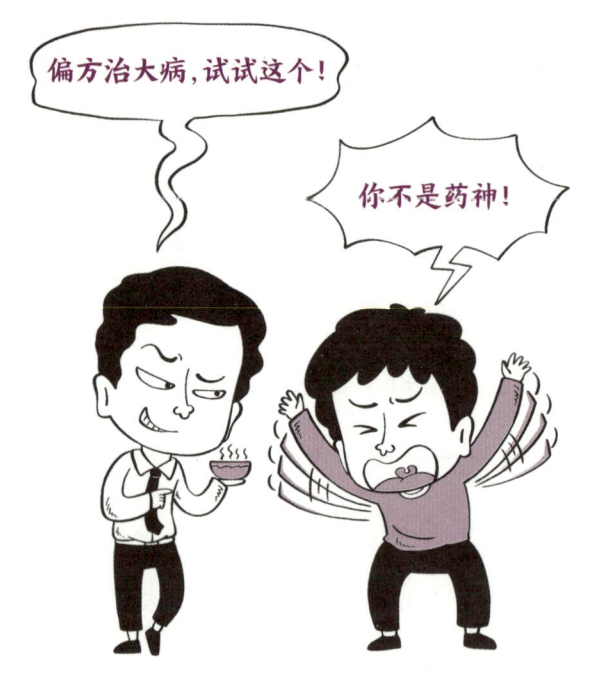

> 偏方治大病,试试这个!

> 你不是药神!

很遗憾，现在并没有灵丹妙药可以预防烟雾病，而且也没有神药能够治好烟雾病。目前，烟雾病的发病机制还没有研究清楚，手术可以说是最有效的治疗方案。如果有人告诉你，他有偏方可以治疗烟雾病，那么他一定是在骗人！所幸的是，烟雾病的手术已经逐渐普及，安全性也在逐步提高。经过手术治疗之后，大多数患者都能够很好地康复。因此，不要试图去寻求灵丹妙药，而是要寻求科学的治疗。

2 会有中风风险的行为请远离

诱发烟雾病患者中风的风险因素包括吸烟、高血压、糖尿病、高脂血症、心脏病、肥胖、家族史等因素。吸烟会损伤血管内皮，导致动脉粥样硬化改变，使血管管腔变窄，动脉血流受阻，引发多种心脑血管疾病。为了降低烟雾病患者中风的风险，我们需要从多个方面入手，包括戒烟，控制血压、血糖和血脂水平，保持健康的体重，积极治疗心脏病等。同时，对于有家族史的人群，更应提高警惕，定期进行健康检查，以便及时发现并干预潜在的风险因素。

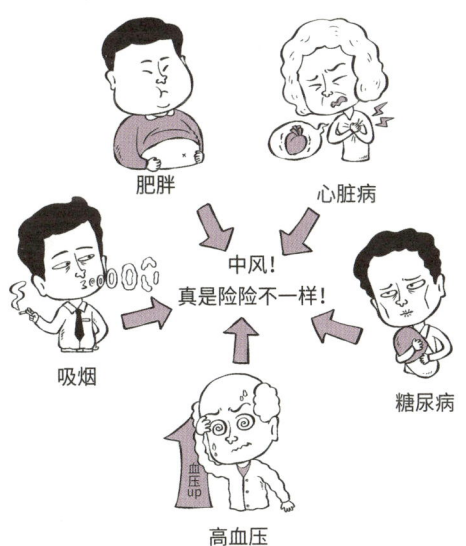

3 烟雾病患者可以吃火锅吗？

在寒冷的冬天，火锅这样温暖又美味的食物，大家一定都很喜欢。那么，烟雾病患者可以和大家一起享用火锅吗？很遗憾，对于病情处于频繁发作期的烟雾病患者，吃烫的食物、辛辣的食物容易产生过度换气或大量出汗的情况，进而导致体液量减少、脑血容量下降，可能诱发缺血发作。对某些病人来说，吃热汤面都有可能诱发缺血发作！因此，如果病人平时缺血症状发作较为频繁，建议患者避免食用过烫、过辣的食物。当然，如果患者病情已进入稳定期或经过治疗脑血流已经获得改善，适当食用类似食物并没有诱发发作的话，是可以享用美味的。

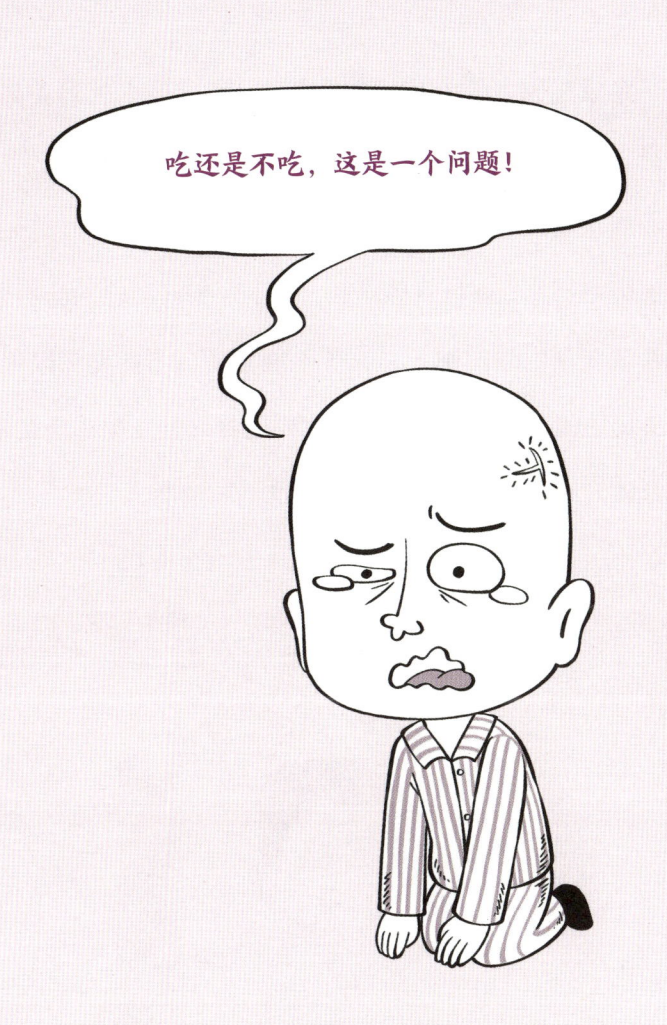

4 冬天出门请用帽子武装头顶

冬季是脑血管疾病的高发季节。在冬季，气温骤降，全身血管收缩，会进一步减少烟雾病患者大脑的血液供应，从而加重脑缺血的症状。烟雾病患者在天气寒冷时首先要添加御寒衣物，保证身体暖和。为了保护好脆弱的脑血管，需要戴一顶保暖的帽子，帽子不能太紧，不能勒头以免影响头部血流分布。房间内的温度要随着气温变化适当调整，以身体舒适为宜，不能太低，但也不能过高。

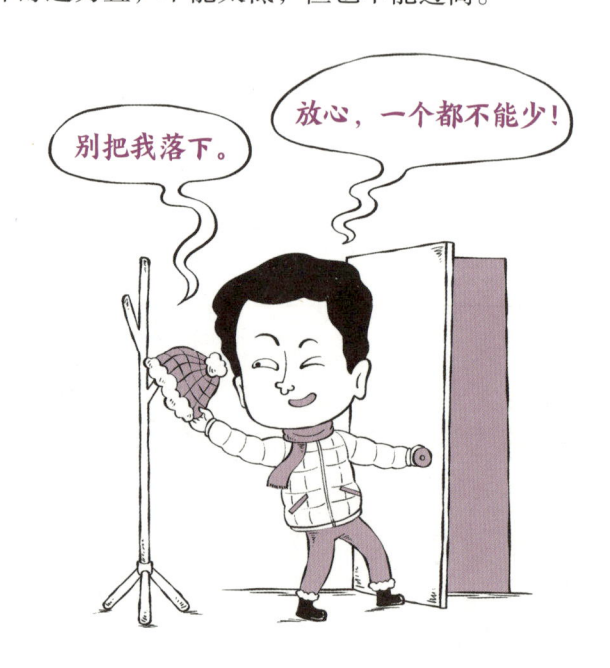

5 戒烟了,"烟雾脑"会好一点儿吗?

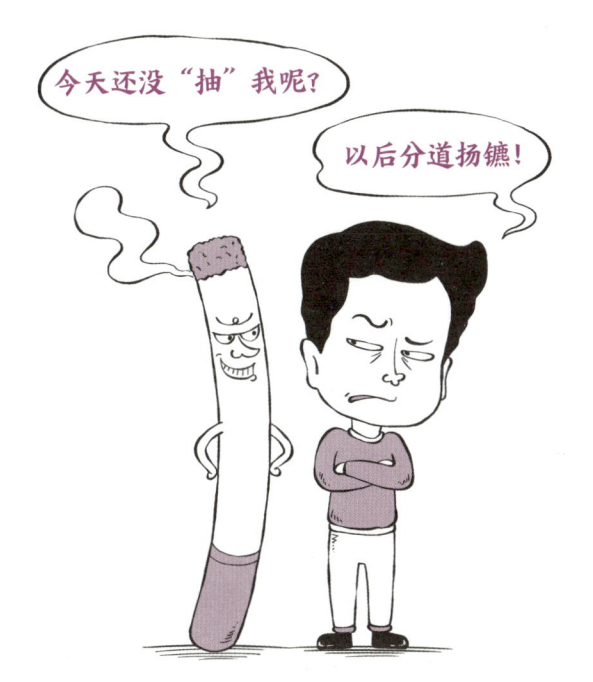

戒烟对烟雾病确实有好处哟!尼古丁可是血管的恐怖分子,容易导致动脉硬化、血管狭窄等。对烟雾病患者来说,这可是给血管添麻烦。所以,戒烟可以减轻这方面的问题,改善整体血管健康。

但烟雾病治疗可不是靠戒烟就能解决的。除了这个小窍门,还需要考虑药物治疗和可能的手术。戒烟是个好的开始,但治疗计划还需要医生根据个体情况来制订,以确保达到最好的效果。

6 改变生活方式可以让烟雾病走慢一点儿吗？

虽然改变生活方式不能彻底治愈烟雾病，但可以采取一些措施来帮助控制病情的发展和提升整体健康水平。以下是一些建议。①戒烟：戒烟是至关重要的一步。吸烟会加重血管损伤，增加血管病风险，因此戒烟对于烟雾病患者尤为关键。②健康饮食：健康的饮食习惯，包括摄取足够的水果、蔬菜、全谷物和健康脂肪等，帮助维持身体的整体健康。此外，限制饱和脂肪和胆固醇的摄入也是很重要的。③适度运动：适度的身体活动对于血管健康至关重要。在医生的建议下，适度锻炼，如步行或瑜伽，可以帮助维持健康的体重和血管系统正常运行。④控制血压和血糖：对于烟雾病患者，保持正常的血压和血糖水平很重要。这有助于减少血管损伤和进一步的血管狭窄。⑤定期随访：定期随访医生，遵循医生的建议和治疗计划是管理烟雾病的关键。医生可能会推荐药物治疗、手术干预或其他适当的治疗方案。

第八章 烟雾病保健小常识

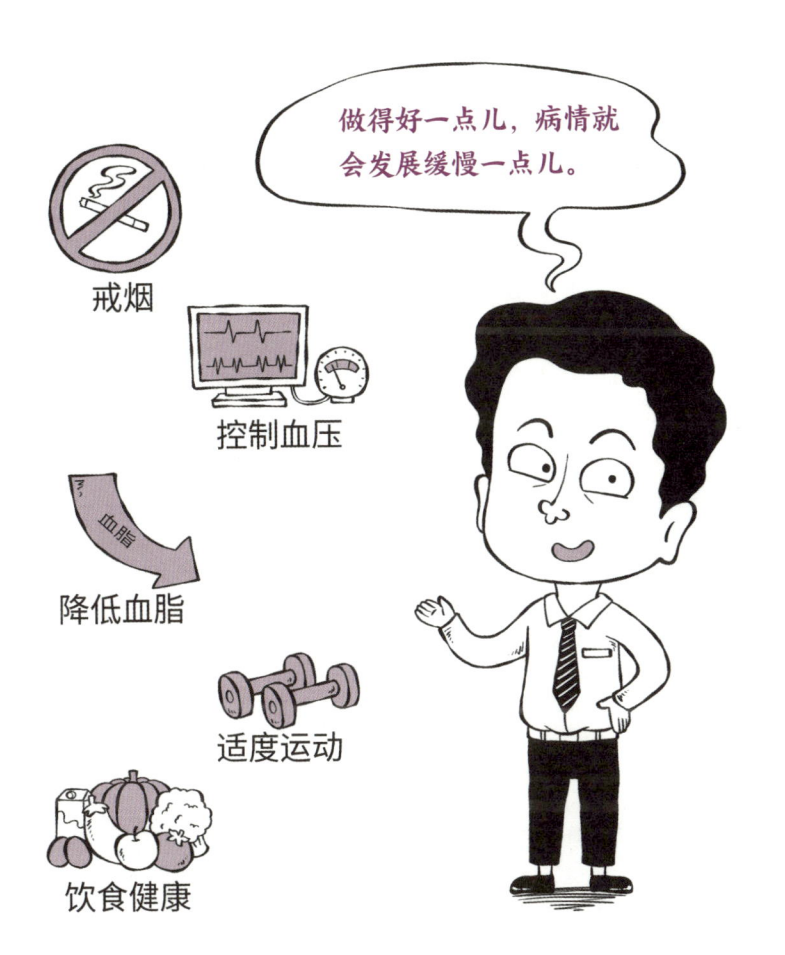

7 "烟雾"属性的我,要怎么管住嘴?

一般来说,烟雾病患者的饮食并没有像其他疾病那样有明确的忌口规定。然而,仍然有一些方面需要特别注意,以促进整体健康和预防血管疾病的发展。以下是一些建议,但请注意根据患者的具体状况和医生的建议进行个性化定制。①低盐饮食:控制盐分摄入对于维持正常的血压水平至关重要,而正常的血压对于烟雾病患者尤为关键。②均衡饮食:采用均衡、多样化的饮食,包括大量的水果、蔬菜、全谷物和健康脂肪,有助于提供营养并维护整体健康。③限制饱和脂肪和胆固醇:控制饱和脂肪和胆固醇的摄入,有助于降低血管疾病的风险。④维持适当体重:维持健康的体重对于减轻血管负担很重要。医生可以根据患者的具体情况提供关于体重管理的建议。⑤避免过度饮酒:过度饮酒可能对血压和整体血管健康产生负面影响,因此患者应该限制酒精的摄入。⑥避免"暴风吸入式"进食:在吃热汤面或者嗦粉时,不要吸得太快或在太烫的时候进食,以免诱发缺血发作。

第八章　烟雾病保健小常识

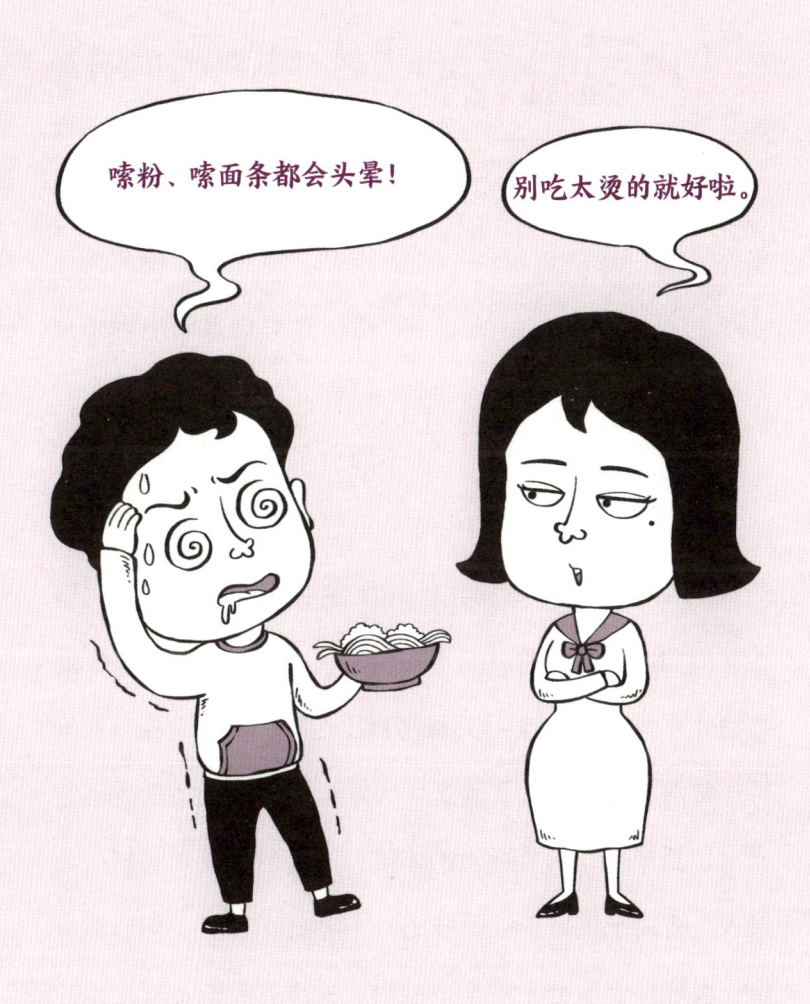

8 血压日常监控请注意！

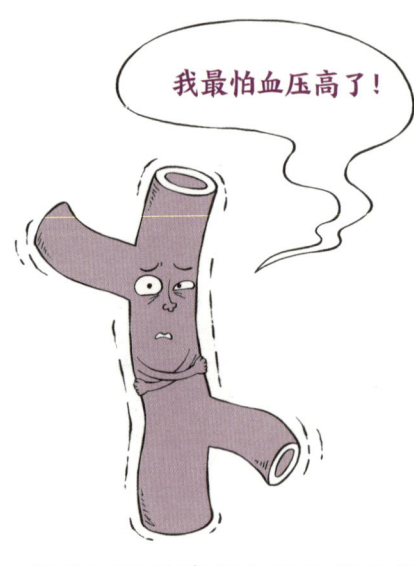

控制血压对烟雾病患者来说至关重要。高血压可能会加重血管损伤，增加动脉狭窄和梗死的风险，这对烟雾病患者来说可能尤为危险。维持正常的血压水平对于预防心脑血管事件、减缓动脉病变的进展以及降低中风和其他并发症的风险都是非常关键的。因此，烟雾病患者通常会被建议采取以下措施。①药物治疗：医生可能会开具抗高血压药物，以帮助控制和维持正常的血压水平。②改变生活方式：采取健康的生活方式，包括戒烟、保持适当的体重、适度的运动和限制盐分摄入，有助于维持正常的血压。③定期监测：定期监测血压，以确保血压处于安全范围内。这也有助于及早发现并纠正任何潜在的风险。

9 烟雾病患者是否需要长期服药？需要注意什么？

烟雾病患者可能需要长期服药，主要目的是预防中风。抗血小板药物可以抑制血小板聚集，降低中风风险，但可能有出血风险，需定期随访复查。药物治疗需根据患者具体情况和医生建议制订，长期服药可能有不良反应和相互作用，需定期随访复查，及时调整用药方案。

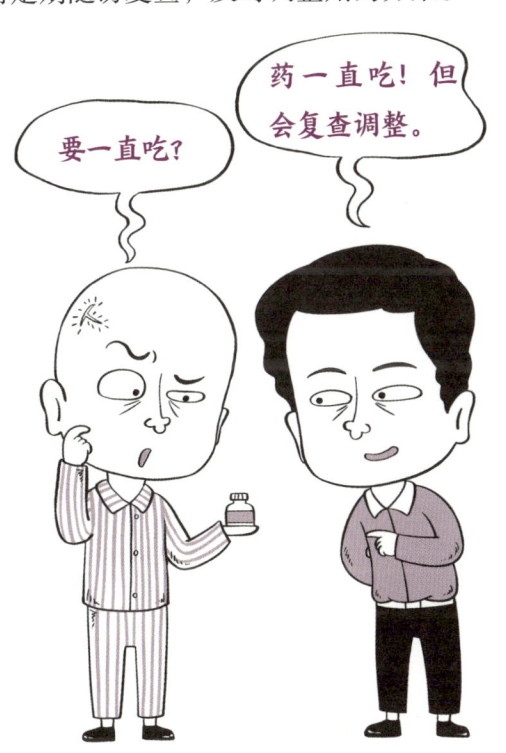

第八章 烟雾病保健小常识

10 去往高海拔地区会加重烟雾病吗？

烟雾病患者考虑去高海拔地区时，需要注意一些事情。虽然目前没有直接证据表明高海拔会加重烟雾病，但高海拔地区氧气供应相对较低，这可能对某些血管疾病患者产生一些影响。烟雾病患者可能对血氧含量更为敏感，因为他们的脑部血流已经受到一定程度的限制。这可能会在一些病情较为严重的烟雾病患者中引起不适。

在考虑前往高海拔地区之前，烟雾病患者应该提前咨询医生，以确定这些活动对于他们的病情是否安全。如果患者在高海拔地区出现头痛、头晕、呼吸急促等症状，应及时就医。

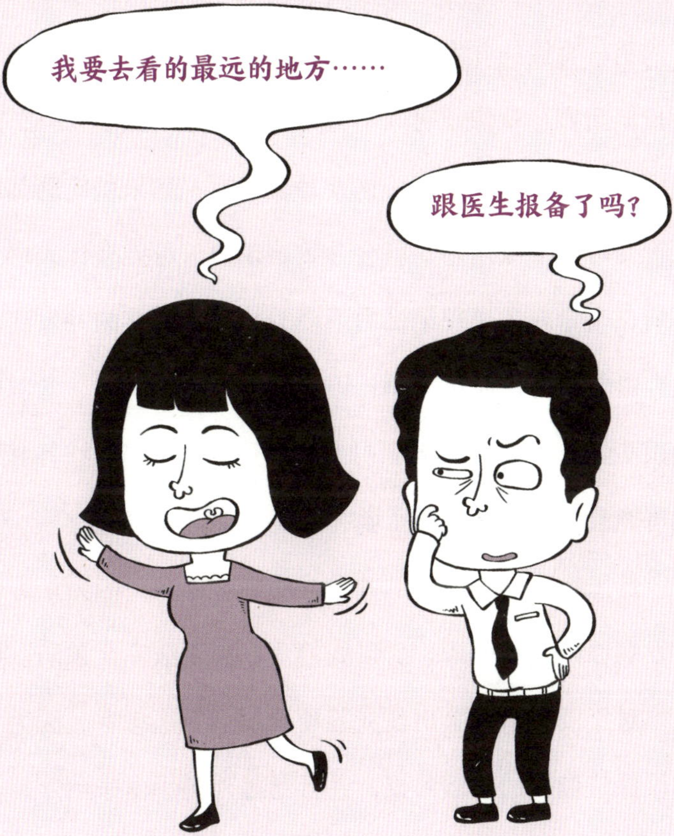
我要去看的最远的地方……
跟医生报备了吗？

11 烟雾病防不胜防，它的并发症能防吗？

烟雾病是一种罕见的脑血管疾病，它的并发症可能会很严重。直接的并发症，就是脑出血或者脑缺血。如果血管长期闭塞，就像长时间不打开的水管容易破裂一样，烟雾病的血管也可能破裂，这就是脑出血；如果供应脑部的血管变得狭窄或闭塞，就会导致脑缺血，可能会让人感到头痛、头晕或者出现记忆力下降等情况。间接的并发症可能会影响视力、肌肉力量、语言能力、运动能力、学习能力、发育以及引发癫痫等。如果烟雾病没有得到及时治疗，还可能会诱发中风，从而影响视力、肢体活动能力等。

那怎么预防烟雾病的并发症呢？很遗憾，因为烟雾病的发病原因并不明确，所以我们现在还无法完全预防。但是，对于没有出现脑出血或脑梗死的烟雾病患者，医生会建议保持健康的生活习惯，并且通过外科手术来治疗，尽量避免症状的发作。同时，也需要定期体检，这样就可以及时发现并治疗可能出现的并发症。

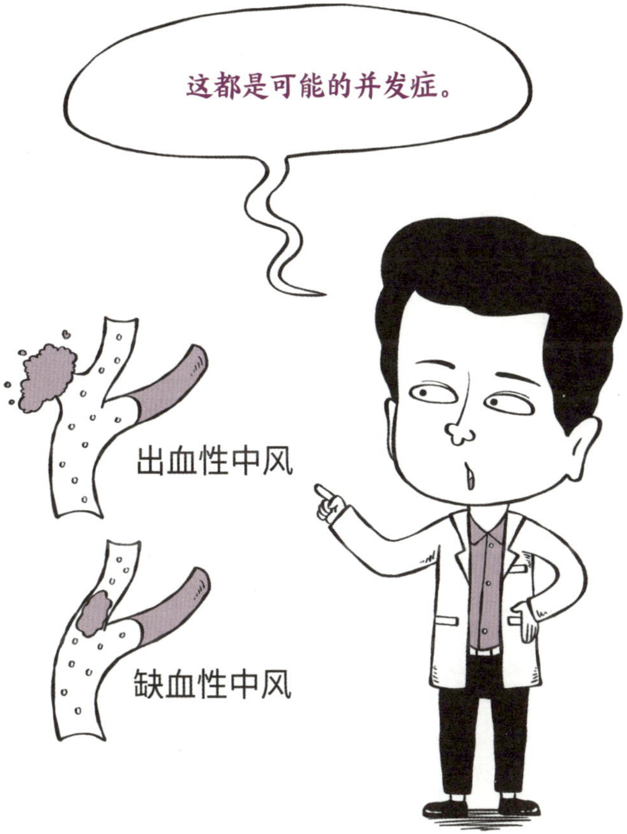
这都是可能的并发症。
出血性中风
缺血性中风

12 这些有趣的康复治疗了解一下

烟雾病患者需要特别的康复治疗，就像修建一座房子，烟雾病患者的"房子"受到了损坏，所以需要一些"建筑师"来帮助修复。这些"建筑师"就是康复治疗师，他们会用一些有趣的方法来帮助患者恢复身体功能。比如，物理治疗师会帮助患者增强肌肉并锻炼肢体的灵活性，就像锻炼身体一样；职业治疗师会帮助患者完成日常任务，就像玩游戏一样；言语治疗师会帮助患者训练如何清晰说话，就像学习一门新语言一样。当然，心理治疗师也会像朋友一样，帮助患者应对疾病带来的情绪挑战。所以，如果得了烟雾病，不要担心，会有很多"建筑师"来帮助你修复这座"房子"，让你重新焕发活力！

第八章　烟雾病保健小常识

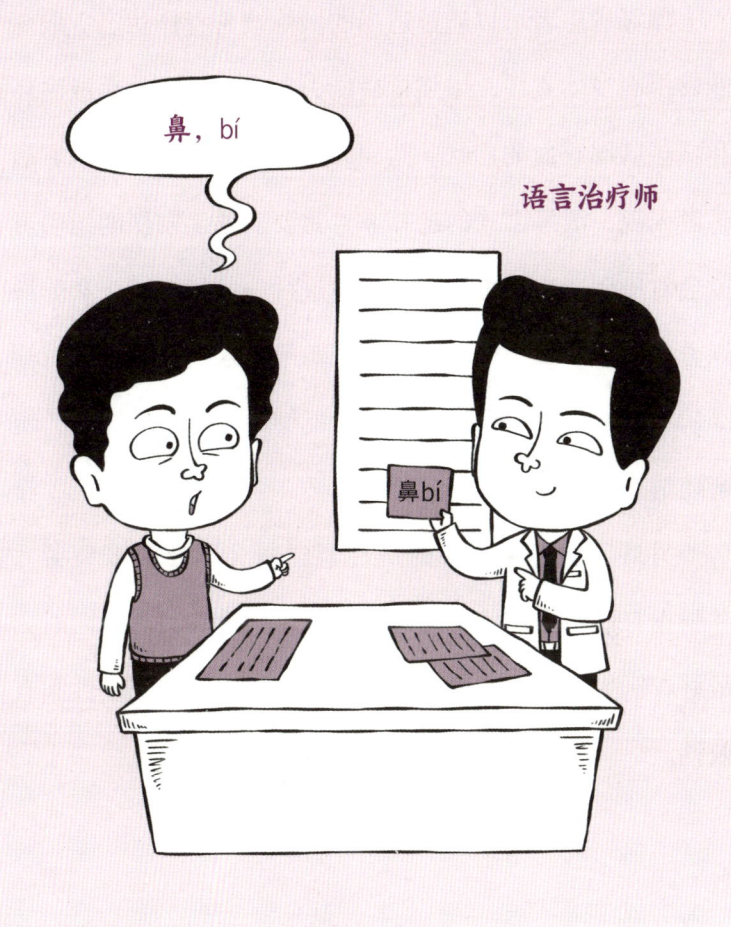

13 烟雾病患者是否可以通过锻炼改善病情？

烟雾病患者可以通过适当的锻炼改善身体状态。锻炼能够提高身体素质，增强抗病能力，有助于改善血液循环和减轻脑部缺血的症状。然而，需要注意的是，对烟雾病患者来说，锻炼方式的选择非常重要。过于剧烈的运动可能会对患者造成伤害，因此推荐进行一些相对较缓和的锻炼方式，如散步、慢跑、打太极拳等。这些锻炼方式对烟雾病患者的身体状况比较友好，能够改善患者的体质，缓解病情。

另外，患者在锻炼时应注意适量，不要过度疲劳，并根据自己的身体状况随时调整锻炼强度和频率。同时，最好在医生的指导下进行锻炼，以确保锻炼的安全性和有效性。

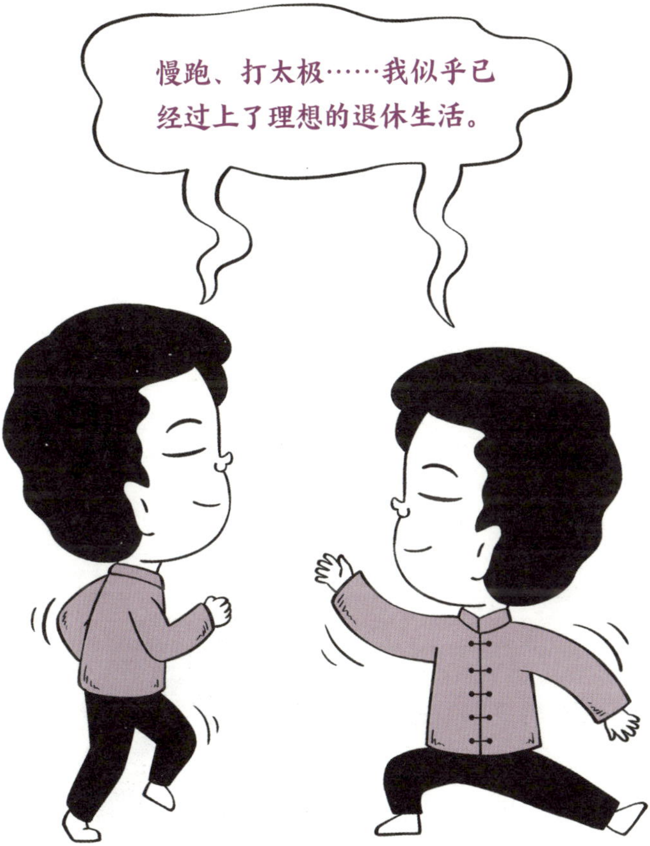
慢跑、打太极……我似乎已
经过上了理想的退休生活。

14 能为烟雾病患者的心理护航做些什么？

烟雾病患者的心理健康非常重要，患者可能会面临情绪波动、焦虑、抑郁等心理问题，因此需要建立良好的心理护理机制。家人、朋友和医疗团队可以通过提供情感支持、鼓励患者积极面对疾病、提供相关知识和资源等方式来维护患者心理健康。同时，患者也可以通过适当的锻炼、良好的睡眠习惯、健康的生活方式等来提高自身的心理和身体健康水平。

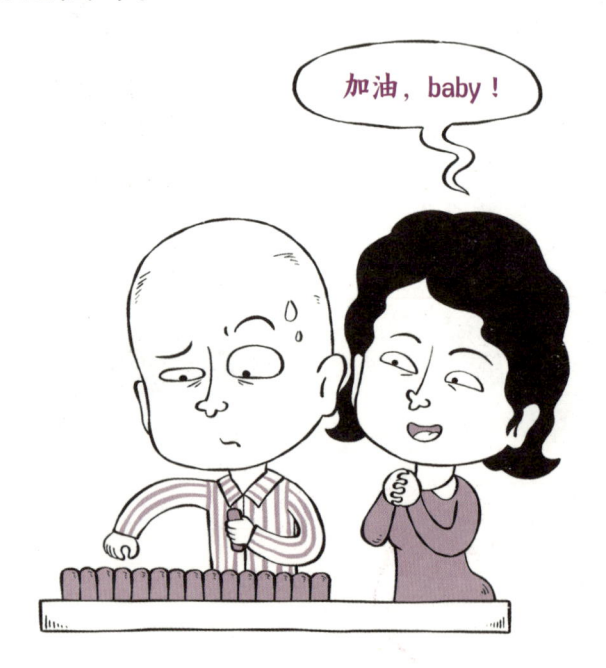

15 烟雾病患者的守护者应该了解哪些知识？

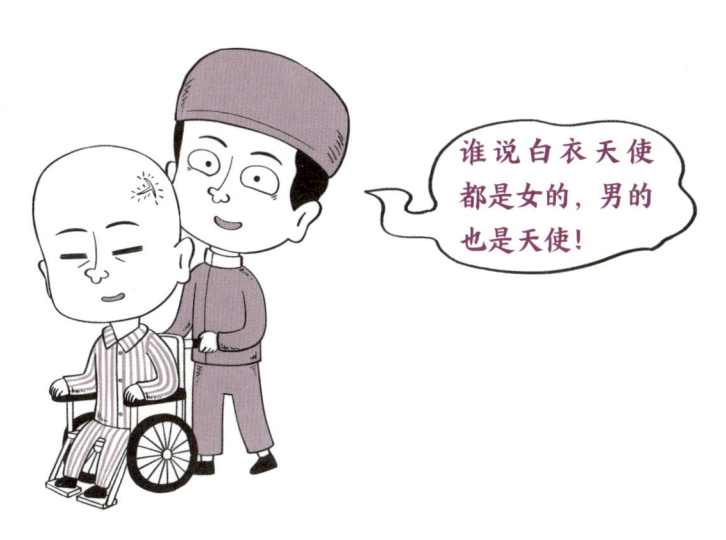

烟雾病患者的家庭成员和照护者需要了解患者的病情、治疗方式、护理方法、心理状况等方面的知识，以便更好地照顾患者。同时，家庭成员和照护者还需要注意患者的饮食、休息、运动等方面的护理，帮助患者保持良好的身体状况和心理状态。如果遇到紧急情况，应及时联系医生并协助患者进行急救。总之，烟雾病患者的家庭成员和照护者需要具备一定的医学知识和护理技能，同时要关注患者的心理健康和日常生活护理。良好的照顾和支持，可以帮助患者更好地应对疾病，提高治疗效果和生活质量。

16 烟雾病患者需要特殊的辅助吗？

烟雾病患者应视病情决定是否需要辅助设备。例如，如果患者有行走困难或平衡问题，可能需要使用助行器或轮椅等辅助设备。如果患者的上肢功能受到影响，可能需要进行物理治疗和训练，以帮助其恢复上肢功能。总之，需要根据患者的具体情况和医生建议，使用一些特殊的辅助设备或器具来帮助日常生活。这些设备的使用需在医生的指导下进行，并注意定期维护和更新。

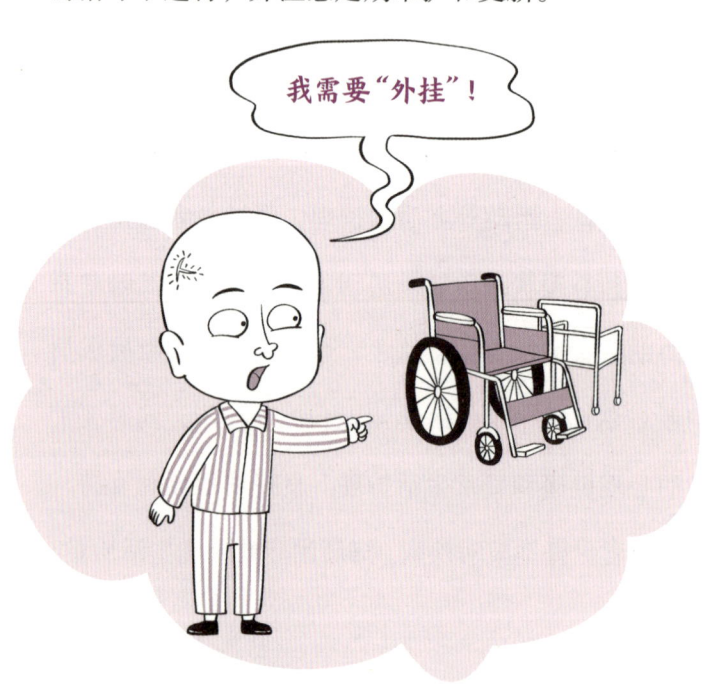

第九章

与众不同的"烟雾"人生

小宋是一位 4 岁的小朋友，活泼聪明又讲礼貌，非常可爱。有一天，小宋从幼儿园放学后告诉妈妈，今天上活动课的时候手有点儿麻，但是过一会儿就好了，小宋的妈妈当时没有意识到这是件严重的事。但之后的几个月，小宋的手麻越来越频繁，有时候腿也会忽然没有力气，甚至还会有说话不利索的情况发生。小宋的妈妈十分担心，带他去医院做了检查，发现小宋患有烟雾病，需要进行手术治疗。小宋的妈妈找到我们，向我们咨询了一箩筐的问题，我们感受到了她对儿子深沉的爱与担忧，她最担心的是，得了烟雾病，孩子的人生是否会与其他的孩子有所不同。这也是困扰很多烟雾病患者的问题。疾病会对人生产生重大影响,这是一件令人遗憾又无奈的事情,医生能做的,就是尽量帮助患者恢复健康,让疾病尽可能少的影响患者的生活。所幸,烟雾病在多数情况下是一种良性的疾病,经过有效治疗后,大多数患者都能够达到接近正常人的状态,即使与常人有所不同,但只要多加注意,仍然能够过上正常的生活。这一章里,我们将主要为大家讲解烟雾病患者能做与不能做的一些事情,这些问题是患者常提出的疑问,希望在了解这些问题之后,能够帮助烟雾病患者及其家属重建人生的信心与希望。

1 烟雾病患者能否正常工作和学习？

　　学习和工作是我们人生中不可或缺的一部分，生病并不意味着"失能"，或者可以说绝大多数烟雾病患者能够像正常人一样工作、上学、生活。尽管不同的人可能会因其病情严重程度、症状和治疗情况而有所不同。无症状或者症状较轻者可继续正常生活，多数经正规治疗后症状明显好转的患者可以酌情回归学习及工作岗位，但症状较重者可能需要根据病情做出一些调整。虽然疾病有可能会对记忆力、认知能力造成一定影响，但是绝大部分患者是能够完成正常的工作与生活需求的。在我们接诊过的青少年中，不乏学习成绩优异的孩子，有的孩子甚至考上了清华、北大。所以，建议家属给予患者帮助与鼓励，在保证患者身体健康的前提下，帮助其回归正常，积极地工作、学习和生活。

每个孩子都有一个"清北"梦。

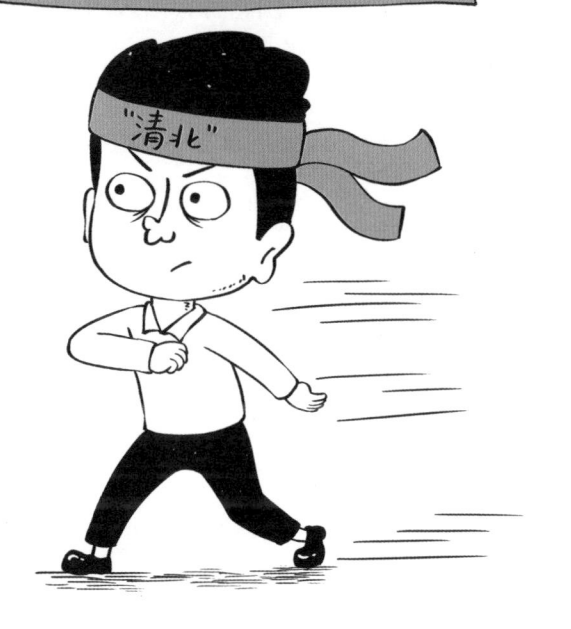

第九章　与众不同的"烟雾"人生

❷ 烟雾病会不会影响寿命？

能活多久的问题，估计是绝大多数患者最关心的问题之一。烟雾病虽然是一种良性疾病，但其对寿命的影响因人而异。大多数患者的寿命不受影响，可以正常活动并与疾病共存。然而，也有个别患者会出现严重症状或并发症，可能影响寿命。例如，烟雾状血管破裂导致大量出血会破坏重要的神经结构，还会危及患者的生命安全。因脑缺血导致的严重头痛、癫痫或神经功能障碍，可能会影响生活质量，甚至间接影响寿命。虽然我们无法预测未来，但是我们可以通过改善生活方式，积极就诊，尽可能地控制病情并减少并发症的风险。

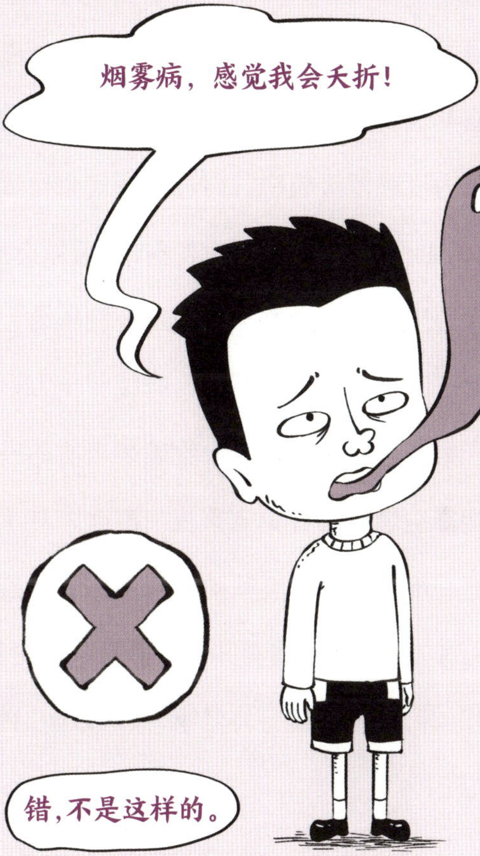
烟雾病，感觉我会夭折！
错，不是这样的。

③ 得了烟雾病，还能吹唢呐、弹钢琴吗？

想了解这个问题的人，想必一定非常热爱音乐，但是下面的回答不得不给一部分人泼冷水了。对烟雾病患者而言，吹奏唢呐或其他管乐器可能存在一定风险。这类乐器需要较大的呼吸力度和呼吸频率，而过度换气会导致脑血管收缩，降低脑供血，从而引起脑缺血发作，加重原有症状。除此之外，较大力度吹气还会增加腹部及胸腔压力，新生的烟雾状血管缺乏完整的血管壁结构，胸腹腔压力上升会增加颅内血管压力负荷，增加烟雾血管破裂出血的风险，尤其对出血型烟雾病患者而言更需重视。因此，对于烟雾病患者，很遗憾，不建议其吹奏唢呐以及其他管乐器。对于热爱音乐的患者，可以考虑演奏其他不需要吹奏的乐器，如弹钢琴、拉提琴等，既不妨碍身体健康，又可以陶冶情操。

第九章 与众不同的"烟雾"人生

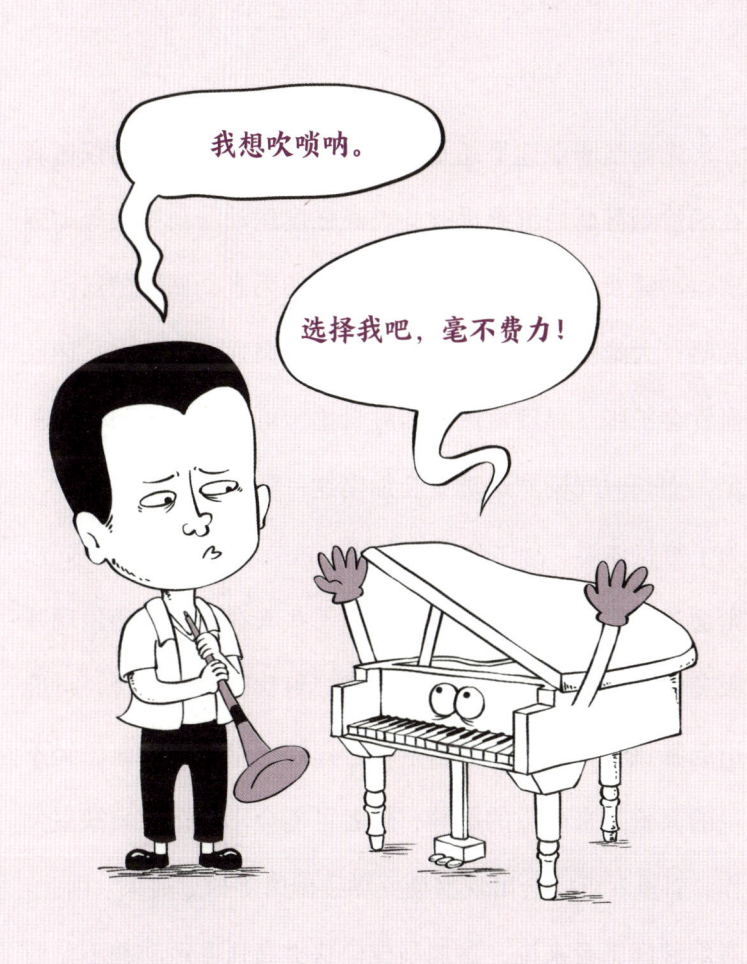

❹ 得了烟雾病，还能跑马拉松吗？

无论是职业选手还是业余爱好者，我们都不建议患者在确诊烟雾病后继续进行此类高强度运动。马拉松等高强度运动涉及众多可能加剧疾病风险的因素，如剧烈运动、暴晒、大量流汗导致脱水等。在进行高强度运动时，四肢血管会扩张，导致血流向四肢聚集，可能造成大脑供血不足，而长时间剧烈运动更会加剧这一现象。运动过程中，为了维持体温，身体会大量出汗，如果未能及时补充水分，则会进一步降低血容量。此外，一些人在跑步时会出现呼吸急促、过度换气的情况，导致二氧化碳含量下降，可能引起脑血管收缩。这些因素综合作用会给原本供血已经不足的大脑带来严重的影响，轻者可能会出现短暂脑缺血发作，而重者可能会出现脑梗死导致偏瘫等严重后果。因此，对烟雾病患者来说，参加马拉松这类高强度运动并不是明智的选择。

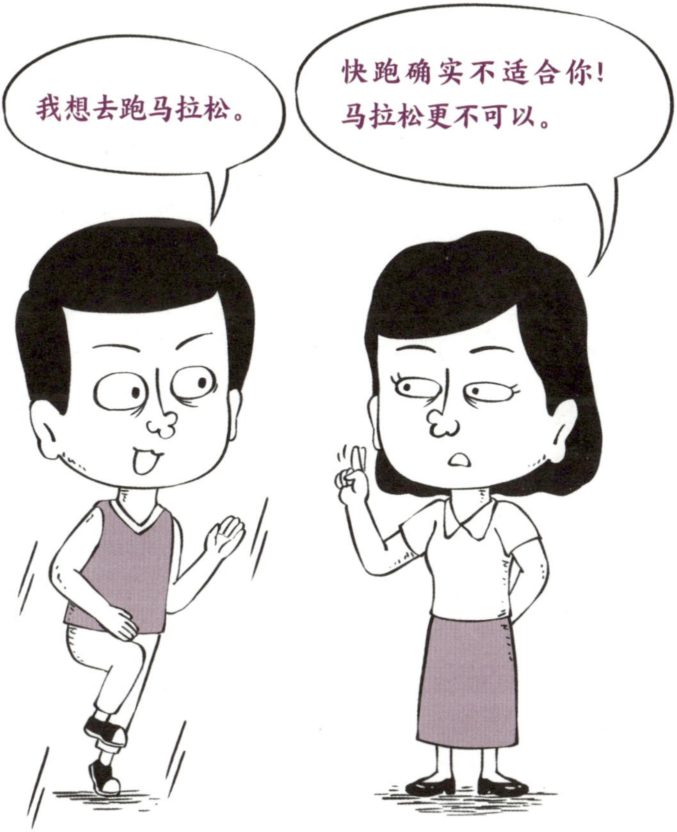
我想去跑马拉松。
快跑确实不适合你！
马拉松更不可以。

5 哪些运动对烟雾病患者是安全的？

"生命在于运动"，想必这句话已经深深烙在每个人的脑海中，但是有时候"生命在于静止"好像也有些道理。烟雾病患者在选择运动方式时，需要谨记一个原则：避免过于剧烈的运动及会大量出汗的运动。因为剧烈运动会导致过度换气以及四肢末梢血管大量开放，出汗过多会导致循环血量减少，这两点均可能导致脑缺血发作，严重者会出现脑梗死。举个例子：水库开闸放水灌溉农田，最大的那一块地代表脑部，周围非常多的小块田地代表肢体、器官。如果水库中大多数的水浇灌了小块的田地，大块的地就要干旱（脑缺血）了。

在这种情况下，一些低风险、轻度运动可能更为适合，例如：

散步。步行是一种安全的有氧运动，选择避免太阳直射的时间段，进行适度的散步，对心血管和全身健康都有益。

练瑜伽或打太极。这些运动着重于柔软度、平衡和身体控制，且可在室内进行，是较为安全的运动方式。

值得注意的是，患者需尽量避免水中活动：当出现脑出血或脑梗死（部分患者出现癫痫）导致肢体活动障碍甚至意识丧失，会发生严重的溺水事故，危及生命。

若不能自己进行有效鉴别，在进行任何新的体育活动或运动之前，最好咨询医生。

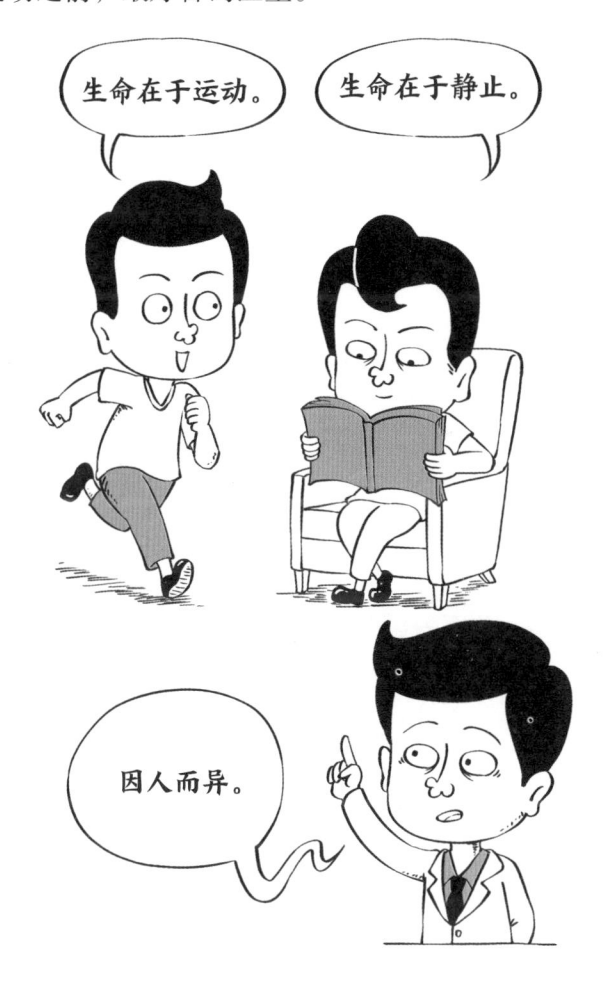

6 坐过山车，没必要这么勇

乘坐过山车对烟雾病患者来说存在一定风险。过山车会带来快速的加速和减速、急转弯以及强烈的震动，这些动作可能对脑部血管产生额外的压力和应力。此外，强烈的视觉及体感冲击会提高心率、血压，使呼吸加快，这些因素都会增加脑出血和脑缺血发作的风险。

第九章 与众不同的"烟雾"人生

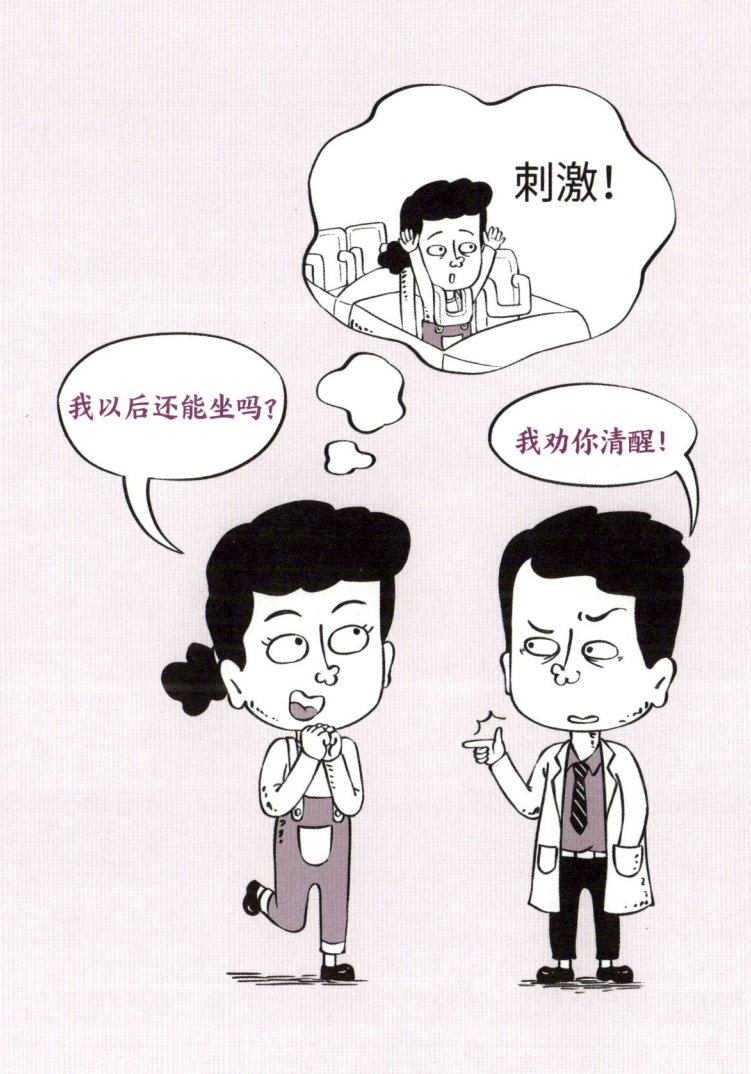

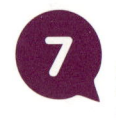

7 烟雾病患者在日常生活中可能遇到的困难和挑战有哪些？如何克服？

生活中处处充满挑战，身患疾病无疑会将这些挑战放大。烟雾病患者遇到的问题可能包括以下这些。

神经系统症状：头痛、眩晕、视觉问题、运动障碍、失语等可能影响日常活动和工作能力。

情绪和心理问题：由于疾病可能对生活造成负面影响，患者不可避免地会经历焦虑、抑郁或情绪波动等问题，严重者会影响正常社交。

影响生活质量：疾病导致的从头痛到言语不利，甚至偏瘫等不同程度的躯体障碍，会降低患者生活质量。

针对这些困难，首先，要有一个积极的生活态度，严格遵守医嘱，按时服药，并定期就医复查，这样有助于控制病情。其次，培养健康的生活方式，保持良好的饮食习惯、适度的运动和良好的睡眠。寻求家人、朋友或专业心理健康人士的支持，分享感受和经历，有助于减轻情绪负担。最后，对于由疾病导致的工作能力下降，可寻找适合自己身体状况的工作方式，并提前规划、安排日常活动。综合利用这些策略，患者可以更好地应对疾病带来的挑战，并尽可能提高生活质量。

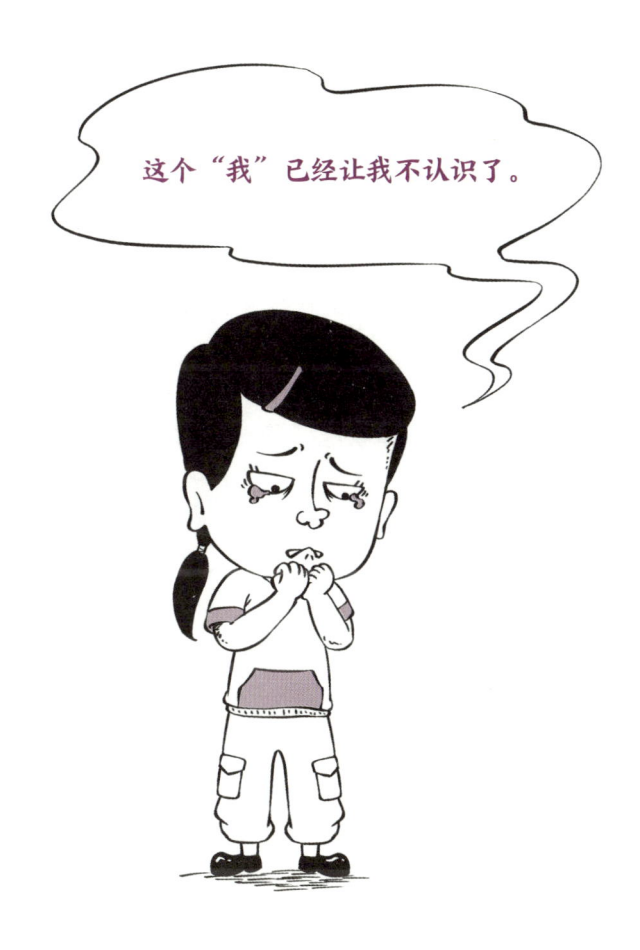

这个"我"已经让我不认识了。

8 想好好工作的烟雾病患者有哪些选择？

对烟雾病患者而言，职业康复是一种有益的选择，特别是当疾病症状影响日常工作能力或需要适应工作环境时。这种康复能够提供专业指导和支持，帮助患者重新融入工作环境，寻找符合自身能力和状况的职业。

在选择职业时，关键要素包括避免长时间户外工作，不从事重体力劳动，避免过度劳累，避免高空或水中作业，并尽量寻求灵活的工作时间等。满足这些条件的工作适合烟雾病患者的病情和身体状况。通过考虑这些因素，患者可以更好地适应工作环境，降低压力，同时更好地平衡工作和生活。

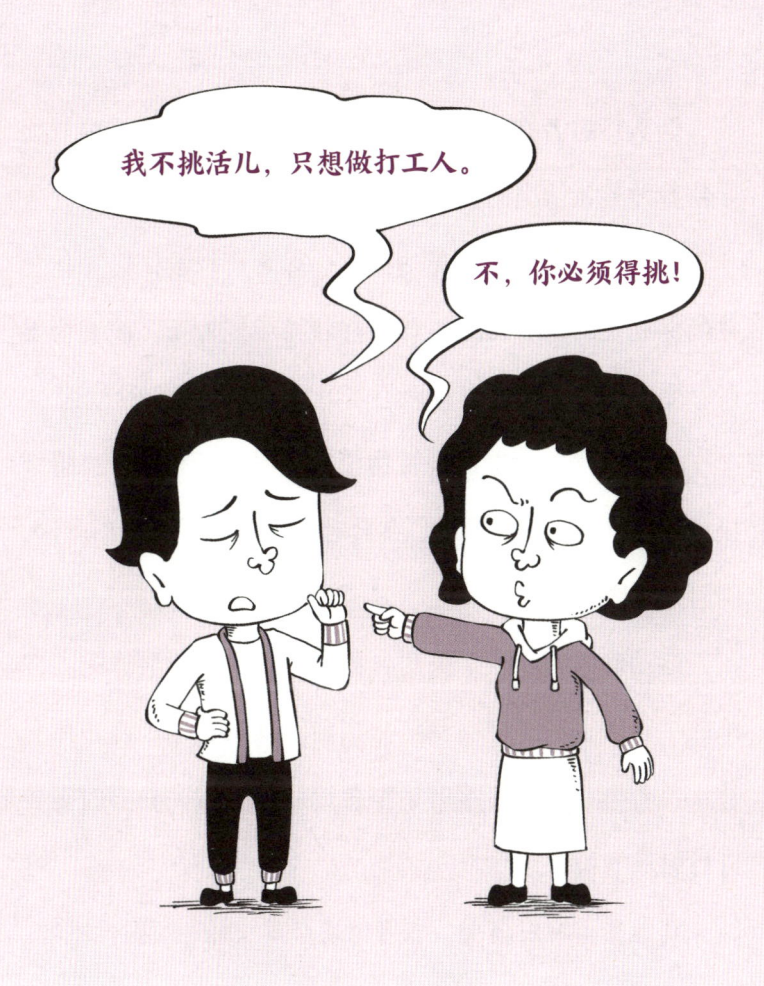

9 烟雾病患者如何应对日常生活中的急性症状或突发情况？

烟雾病患者在日常生活中可能会因为脑缺血或脑出血导致各种紧急情况出现，包括但不限于下列情况。

头痛和眩晕：最常见的症状。患者可以尝试卧床休息并确保充足的水分摄入。如果症状持续或加重，演变为难以忍受的疼痛，甚至出现恶心呕吐，应及时至急诊就医。

视觉问题：如果出现视物模糊、复视、黑矇、视野缺损等情况，停止当前活动，在及时补水的同时至急诊就诊，同时排除眼科疾病。

运动障碍和（或）失语：如果出现突然的肢体无力和（或）言语不利，应立刻停止当前活动或运动，静止休息补水，若半小时后不缓解请至急诊就诊输液，必要时需要进行影像学检查。

其他严重突发情况：如果出现严重头痛、喷射性呕吐、突发昏厥、抽搐等严重症状，应立刻拨打急救电话，等待救援。

家属及同住者应注意：留存准确的药物使用记录和就诊记录，包括正在使用的药物、剂量和任何过敏情况，以便在紧急情况下能够及时提供给医护人员做参考。

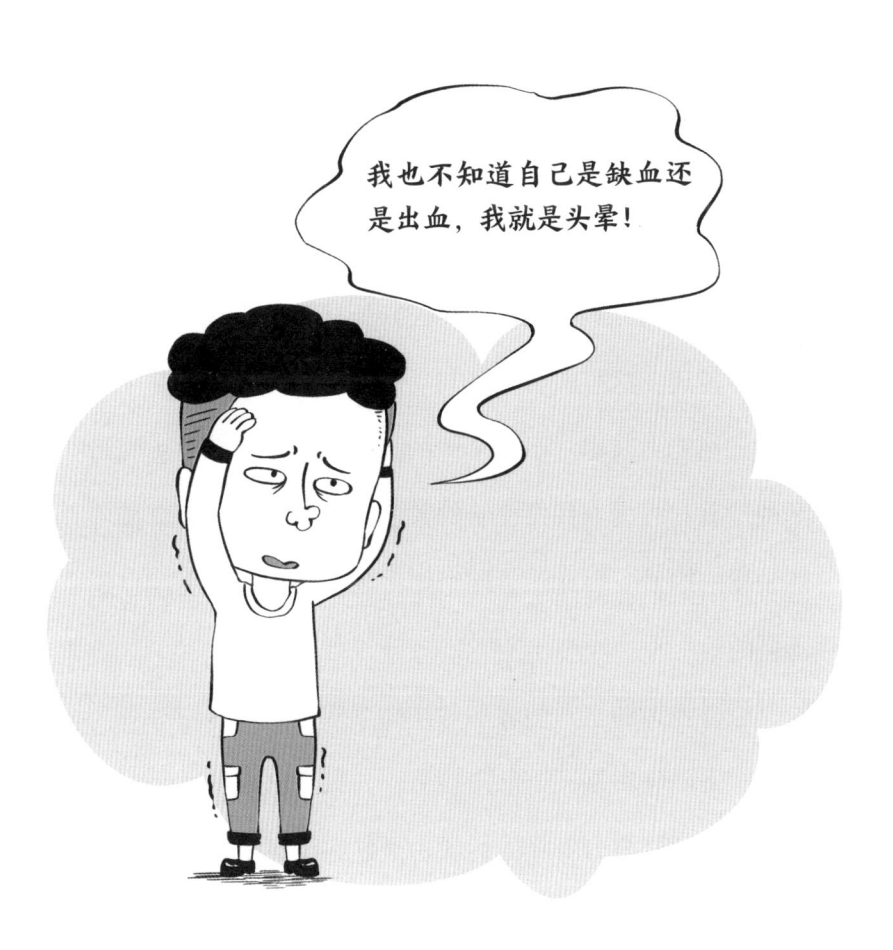

10 烟雾病会导致记忆力减退吗？

对所有脑力工作者来说，记忆力下降是非常"致命"的。它就像上天和我们开的小玩笑。烟雾病通常会导致记忆力减退、认知能力下降等情况。虽然并没有充分证据表明它会直接导致记忆力下降，但是代偿性生成的烟雾状血管结构和功能都远低于正常脑血管，因而容易出现脑出血或者脑梗死，从而导致相关区域神经功能缺失，干扰正常的神经信号传递，这可能会对认知功能产生负面影响，其中就包括记忆能力减退。不同个体的大脑结构、颅内大血管闭塞的位置和程度、代偿血管的数量以及其他潜在因素都可能是影响因素。因此，不同个体出现认知下降的程度也是不同的。

值得强调的是，烟雾病与认知下降之间并不画等号，但认知下降确实是一个危险信号，如果自己或身边的人出现认知或记忆能力下降的症状，最好咨询医生，以获取专业建议和治疗方案。

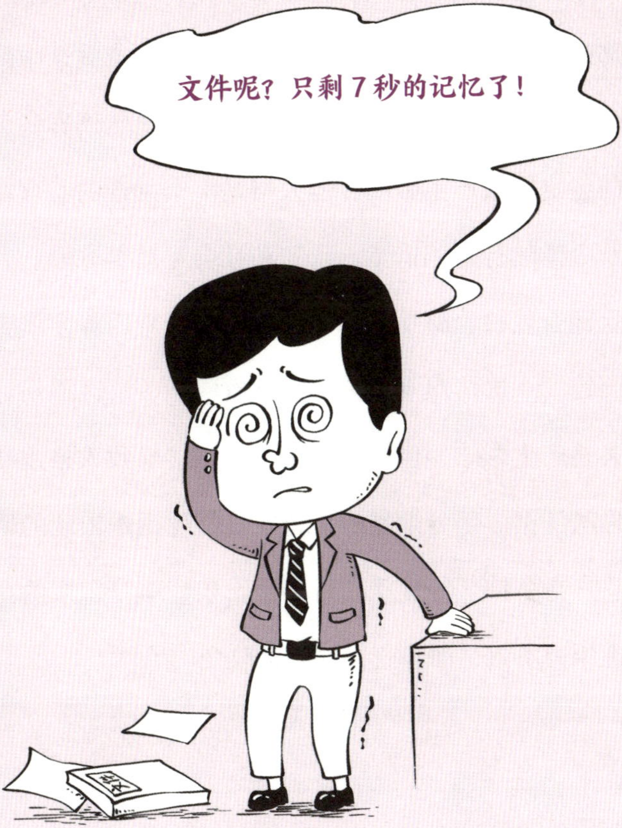
文件呢？只剩 7 秒的记忆了！

11 烟雾病会导致人格改变吗？

某些电视剧中经常上演这样的情节：主人公遭遇意外，脑部受创后像是完全变了一个人。这是大家概念中的人格改变。烟雾病会导致这种情况发生吗？虽然烟雾病会对大脑的特定区域产生影响，但人格是一个复杂的心理特征，涉及个体的行为、情绪、认知和社会互动等方面。人的情绪受到杏仁核、海马、前额叶皮层及扣带回等多个脑区联合调控。一般情况下，因疾病导致的相关脑区损伤可能会对人格产生影响，但烟雾病是否会直接导致人格改变，尚无确凿证据。部分烟雾病患者在日常生活中出现的情绪波动、焦虑、抑郁等症状，可能是由疾病本身带来的身体和心理压力所致，而非直接的人格改变。

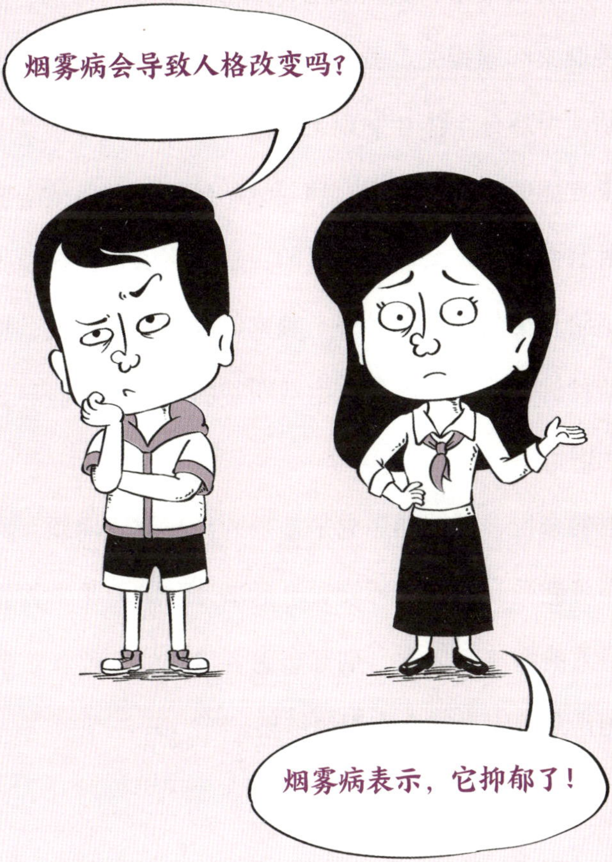
烟雾病会导致人格改变吗？
烟雾病表示，它抑郁了！

12 烟雾病会导致抑郁或焦虑吗？

一些病例报道和研究表明，烟雾病可能与抑郁、焦虑等精神健康问题相关。虽然不是所有患者都会出现精神健康问题，但部分个体在发现患有烟雾病后出现了情绪和心理健康方面的问题。由烟雾病导致的脑缺血和（或）脑出血会对脑部的特定区域产生影响，从而影响神经功能传导及与情绪相关的多巴胺、肾上腺素等神经递质释放，进而引发精神健康问题。此外，生活质量的下降也可能导致抑郁和焦虑情绪。

总的来说，抑郁和焦虑是复杂的精神健康问题，除了疾病还可能受到遗传、环境、生活事件和脑内化学物质等多种因素的影响。因此，烟雾病患者出现的抑郁和焦虑症状可能是多种因素综合作用的结果。

第九章 与众不同的"烟雾"人生

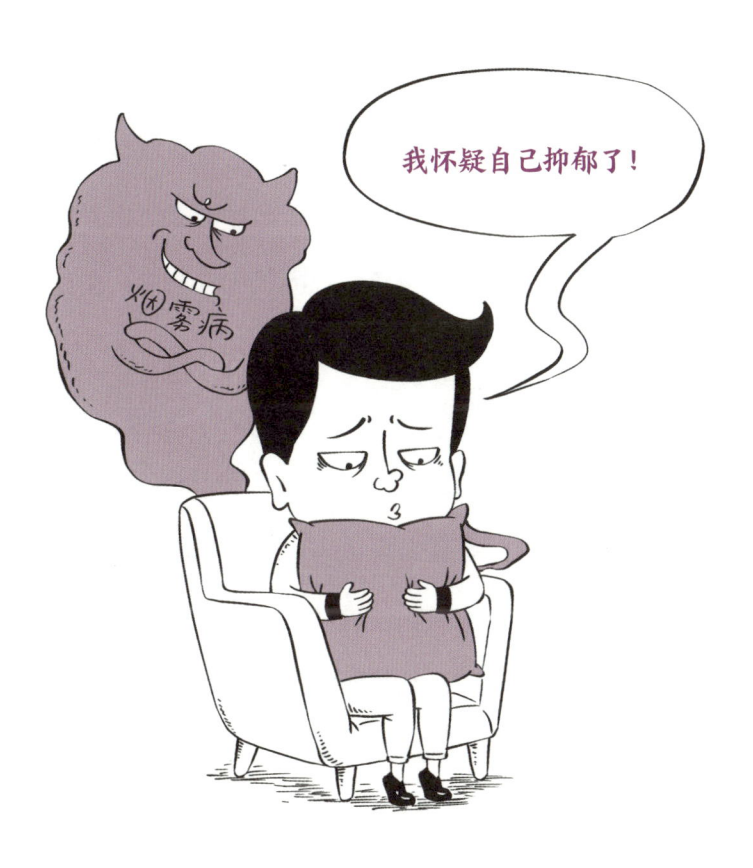

13 烟雾病患者，能实现开车自由吗？

是否能够安全地驾驶汽车取决于烟雾病患者病情及症状的严重程度。烟雾病可能导致一些神经系统症状，如头痛、眩晕、视觉问题、感觉异常和（或）运动障碍等，这些症状可能会影响患者的驾驶能力。部分烟雾病患者以出血为主要表现，这会导致神经系统症状突然加重，在这种情况下驾驶可能会存在很高的风险。此外，极少部分患者存在癫痫病史，如果说前两者可以在医生评估后适当驾车，那么存在癫痫病史的患者，我们建议远离驾驶位。

无论何种类型的患者出现头痛、视力问题、运动障碍或其他影响驾驶能力的症状，最好都暂时停止驾驶，及时就医评估。考虑到患者自身和他人的安全，对于可能影响驾驶能力的情况要格外小心，毕竟安全第一。

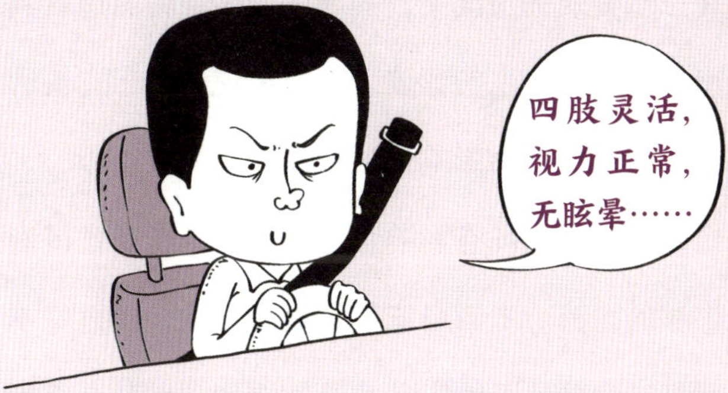
四肢灵活，
视力正常，
无眩晕……

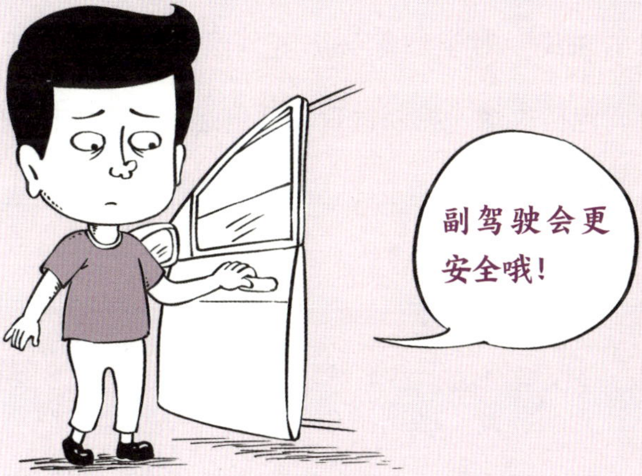
副驾驶会更
安全哦！

14 确诊了烟雾病，还能"一醉方休"吗？

在患烟雾病的情况下，喝酒的安全性得看患者具体病情、治疗计划和医生的建议。一般来说，对于有血管问题的患者，喝酒可能会影响血压和血流，所以得小心。酒精会对血压和血液循环有影响，而烟雾病患者通常得确保大脑有足够的血流。喝酒可能导致血压波动，对血管不太友好。而且，酒精还可能跟某些药物有"矛盾"，会影响药物效果。

总的来说，对于烟雾病患者，保持健康的生活方式很重要，包括戒烟、控制饮食和适度运动。但具体能不能喝酒，最好还是听医生的，毕竟医生比非医学专业的人更懂。

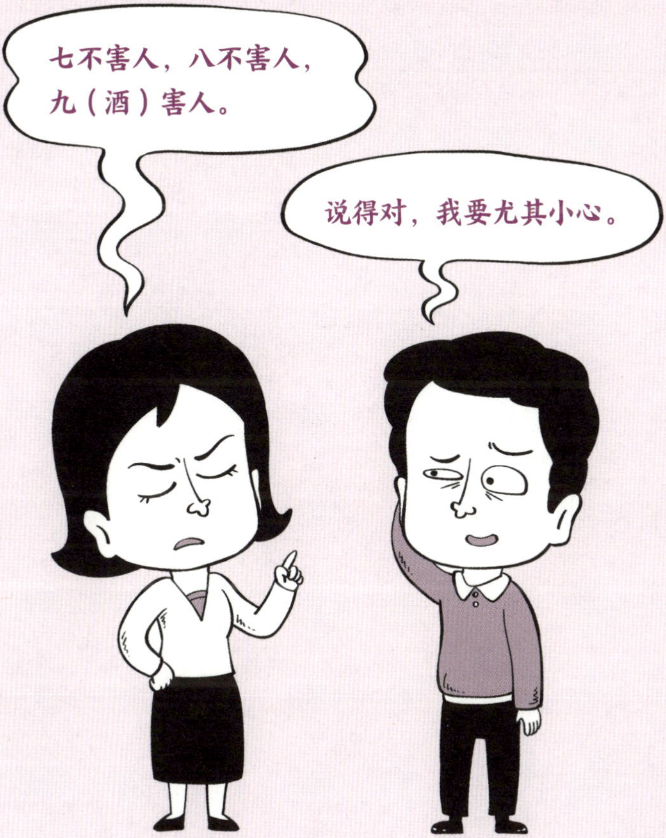
七不害人，八不害人，
九（酒）害人。
说得对，我要尤其小心。